高齢妊活メソッド

一成堂鍼灸院

金子弘喜

アメージング出版

はじめに

私が不妊専門の施術を始めてから8年目になります。それまでの間さまざまな不妊を抱える患者さんの施術をしてきましたが、無事、妊娠し出産された方から、残念ながら赤ちゃんを断念せざるを得なかった方など一人ひとりの妊活人生模様に対峙してきました。

私の治療院のこれまで施術人数は１０００名を超え、令和5年1月まで６００名以上がご懐妊されました。そのような中で私の治療院では、30代半ばから40にかけての高齢不妊で悩む患者さんの相談が顕著になってきました。

厚生労働省・不妊治療実態調査によれば、日本産科婦人科学会「ＡＲＴデータブック２０１９年版」によれば２０１９年に生まれた子供の14人に1人が体外受精でその数は６万５９８人で、過去最多を更新しています。

私の治療院に見える患者さんの約2割は20代後半から30代前半で、自然妊娠を希望され来院されます。このような比較的若い年齢の患者さんに施術をしますと、早い方は数回で妊娠します。これは、卵子や精子の質もいいことに加え、施術で子宮や卵巣が活発に動き始めたことで妊娠に至ったと考えています。

しかし、後の約8割の患者さんは体外受精や顕微授精を数回経験していて、年齢も30代後半から40代半ばの方が大半で、過酷な妊活を強いられています。

確かに不妊クリニックでも高齢不妊治療は難題が多く、さまざまな治療を施しても妊娠に至らないことが少なくありません。

しかし、不妊治療の傍ら鍼灸施術を加えることで高齢不妊の患者さんが妊娠から出産に至った例は数多にあり、今まで私が培ったノウハウと多くの臨床経験を活かして、高齢不妊で悩む患者さんが少しでも早く〝赤ちゃん〟という夢をつかめることを願い、筆を取ることにしました。

また、幸いなことに一昨年、東京日本橋、大手不妊クリニックナチュラルアートクリニック日本橋　理事長寺元章吉先生とお会いすることが出来ました。寺元先生の不妊治療は、患者さんの体にできるだけ負担をかけない最小限のお薬とオリジナルの術式である〝NACメソッド〟を駆使し治療を行っています。私の治療院の鍼灸施術も極めて低刺激ということもあり、患者さんの本来持っている妊娠力を損なわないという点でも合致し、お互いの研究を進めていこうとたいへん励みになる出会とお話をいただきました。

高齢不妊の治療は、長期に渡ることが多く、あとどれくらい頑張れば授かるのかという時間や不安との闘いが大きなハードルになっています。しかし、時は戻すことはできません。

そのようなときに高齢の妊活ってこんな施術や方法もあるのだと本書を手にとっていただければ幸いです。

金子弘喜

目次／高齢妊活メソッド

第2章

第4章

第5章

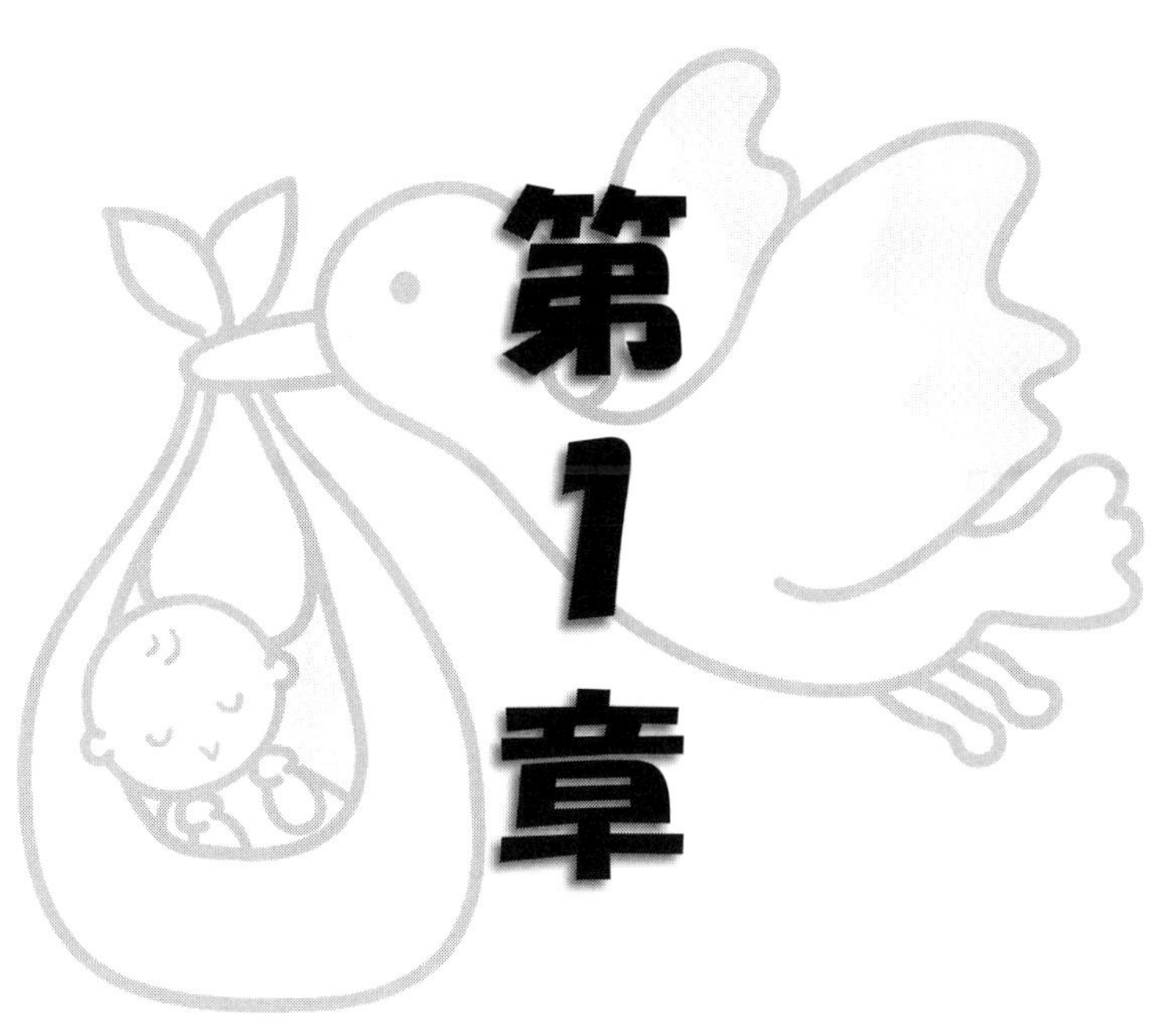

第1章

1 高齢妊活で重要な7ポイントとは？

(1) 老化現象と染色体異常は切り離せない

古代中国の秦の始皇帝は、老いや死を恐れ不老不死の薬を探し求めたというエピソードがあります。しかし、人は生きる過程で必ず老いを生じます。現代の医学を駆使しても老化現象を止めて、いつまでも若々しくいることはできません。たとえば特殊ながんを除き、がんは高齢になればなるほど発症しやすくなります。また、お年寄りのほとんどが抱える慢性的な腰痛や膝痛、関節の変形なども老化現象によるものです。

当然のことながら、妊娠に最も重要な卵子の老化も35歳頃から進んでいき、円形のきれいな形から変形や弾力性を失い、受精しにくくなっていきます。年齢とともに体型がいびつになるのと同じことが、卵子にも起こってくるわけです。

体型は、自分の目で見ることはできますが、卵巣内を常にチェックすることはできませんので、不妊治療を始めてその現実を知る方も少なくありません。すでに30歳頃から卵子の老化を起こしている女性や、逆に30代後半でも比較的質のいい卵子をキープしている女性もいることから卵子老化の進み具合にも個人差があります。

それでは、なぜ高度生殖補助医療で行う体外受精（卵子と精子をシャーレの中で受精させる方法）や顕微授精（卵子の中に直接精子を挿入させる方法）の妊娠率が低いのでしょうか。体外受精や顕微授精の前段階に、受精卵の細胞分裂させる培養作業で上手く細胞分裂が起きた受精卵は胚になり、それぞれ数字とアルファ

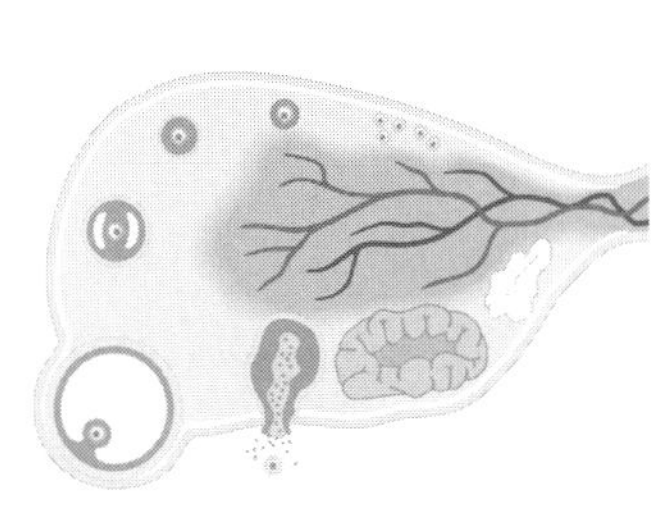

卵巣と排卵

顕微授精

ベットで質の良さを表し、一番いい受精卵が5AA胚盤胞（はいばんほう）になります。

そこから、作った胚をホルモンや子宮の状態をみて子宮に戻す胚移植が行われますが、5AAの質の良い胚を移植しても高齢になるほど着床しない方は少なくありません。なぜかというと、胚のふくらみや中で広がる細胞数を培養士が肉眼で見て良し悪しを判断するからです。

5AAの胚移植なら着床してもおかしくないだろうと誰もが考えますが、その裏にかくれている染色体異常は肉眼では確認出来ないので、胚移植を行ってみないと、その胚が本当にいい胚だったのかはわからないのです。

染色体は、人の細胞に組み込まれている遺伝情報の束で、主に数の異常を起こすと質の良いといわれる胚でも細胞の分裂が起こらない、あるいは途中で停止し妊娠継続が出来なくなり流産の原因にもなります。

年齢が高くなるほど染色体の異常は顕著になります。おおまかな見方として、たとえば5つの卵子があるとして、10代後半からから20代ならほぼ5個の卵子は正常、30代前半になると3個が正常、30代半ばから後半は2個が正常、40代から40代半ばは1個正常があるかないかになると考えていいでしょう。

私の治療院でも30代前半の患者さんの胚移植ならある程度安心して経過をみますが、30代後半から40代の患者さんの胚移植は判定日まで気をもめることがしばしばあります。

そのようなことから、肉眼でどんなに質の良い胚を移植しても、着床や妊娠継続しないほとんどの原因は、老化による染色体の異常があることを考えておくことが重要になります。

たとえば、胚移植を控えている30歳の方で、以前に大きな子宮内膜ポリープがありました。手術で子宮内はクリーンになり、ホルモンの状態も良好で胚の質は４ＡＡで胚移植をした場合ほぼ着床すると予想できます。ところが、40歳代でこの方と同じような条件で胚移植しても着床しない場合は、染色体異常によって胚に異常があるためと考えていいと思います。

（2）卵子の質を良くすることはほぼできない

前記の染色体異常と同様に、卵子も年齢と共に質は悪くなっていきます。卵子の数は生まれた時に決まっていますから、その数の中で老化現象が進んでいき、30歳なら30年前の卵子、40歳なら40年前の卵子で、年齢が高くなるほどいびつになり、細胞分裂するパワーもおちてきます。今の生殖医療で卵子の質を良くすることはできません。

ただし、細胞の性質を知ることで、わずかながらでも卵子にいいことをすることはできます。細胞は余計な酸素にさらされるとストレスが加わり、錆びていく酸化（さんか）が起こり弱ってしまう性質をもっています。卵子も細胞から作られていて呼吸をしていますから、頻繁に酸素にさらされると酸化ストレスによって卵子にパワーダウンが起こり、卵子に悪影響を与えてしまいます。酸化ストレスを改善するには血流の改善が効果的と言われています。

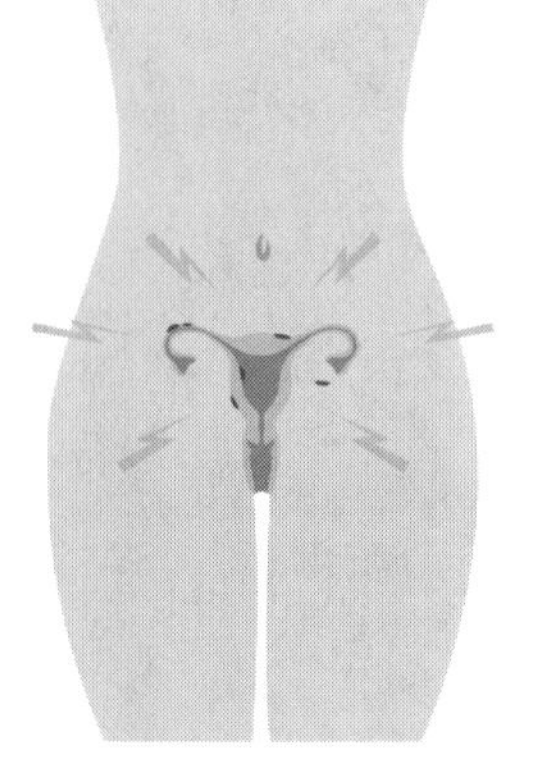

卵子の老化

また、酸化よりやっかいな体内現象に糖化(とうか)があります。糖化とは、食事から摂取された余分な糖がたんぱく質にくっついてＡＧＥＳという悪玉物質を作ります。このＡＧＥＳは、細胞に炎症を起こし、老化を促進させてしまいます。このことから、糖質の摂取が多いほど卵子老化のスピードが早まるということになります。

どんな方法を使っても老化した卵子をよみがえさせることは困難ですが、体の中の酸化ストレスや糖化をできるだけ回避する生活を工夫していくことで、僅かながらですが卵子を元気にすることはできるのです。

（３）ＰＧＴＡ（着床前胚染色体異数性検査）ってどうなの？

ここ数年間で胚の染色体異常をみつけるＰＧＴＡ検査が盛んに行われるようになりました。この検査は、胚盤胞になった胚の一部を取り出し、遺伝子の数に異常がないかを調べ、正常な胚と異常な胚を振り分ける検査になります。

ところがＰＧＴＡ検査を行うことで、胚を傷つけてしまう危険性や、正常な胚なのか異常な胚なのか境界線ギリギリの胚の区別が困難（モザイク胚）などのリスクもあります。実際に正常な胚と判断され、胚移植を行った場合の成功率は、50％～60％ほどといわれています。

また、この検査は今のところ完全なエビデンスも得られていないことから、令和４年から始まった不妊治療の健康保険適応外（先進医療）の範疇にあります。クリニックのドクターの間でも、胚の断片検査で果たしてその胚のすべてが把握できるのかなど賛否両論があるようです。

私の治療院の患者さん中で10回もＰＧＴＡ検査を行い、すべて異常な胚と判断された方がいます。１回の検査に２週間～３週間の期間を要するため、患者さんはその間に胚移植が出来ずにいますので、時間の経過が新たなストレスを抱えることにもなります。ＰＧＴＡ検査は、今後健康保険適応検査になる可能性がありますが、ひとつの考え方として習慣性流産の方向けでもありますから、検査を受ける際は担当のドクターとよく相談されてからチャレンジされたほうがいいでしょう。

（４）子宮内環境を万全にしておく

子宮内にある病気を放置すると着床率は下がります。

年齢が上がるほど子宮内には、かなりの頻度で子宮内膜ポリープや子宮筋腫（できもの）がみつかります。

極端なたとえですが、海岸にあるテトラポットを想像してみてください。テトラポットは、頻繁に波にさらされているためコケや海藻が張り付いています。人の子宮内も同じように、年齢がかさみ生理期間が長くなるとホルモンのエストロゲンが子宮内を刺激する回数が増えて、その刺激がさまざまな子宮内の病気を引き起こします。

半世紀ほど前の赤ちゃんがたくさん生まれた時代は、女性が妊娠している期間が長いため、その期間生理がないので子宮筋腫や子宮内膜ポリープはあまりみられなかったのです。

子宮内膜ポリープや子宮筋腫は良性の腫瘍です。腹痛や不正出血以外に症状がないことから放置する女性も少なくありませんが、大きさや子宮内のできる場所によっては着床や妊娠継続を阻害します。

受精卵は、子宮内膜に着床して根を張り大きくなっていきますので、子宮内膜に何らかの病変があると着床を妨げてしまいます。とくに、子宮筋腫が子宮内膜の内側に突き出てくる粘膜下筋腫が５㎝以上ある場合や、着床が予想される部分の大きな子宮内膜ポリープは早めの処置が必要になります。

私の治療院の患者さんで、妊娠にあまり影響がない程度の子宮内膜ポリープや子宮筋腫を早めに処置をしたことで、胚移植の着床率が上昇した方がたくさんいらっしゃいます。

このほか、子宮内膜の奥部分に細菌感染が起こり慢性的に炎症を起こす慢性子宮内膜炎があると、着床から妊娠継続が難しくなると言われています。子宮内膜にできものや炎症がある

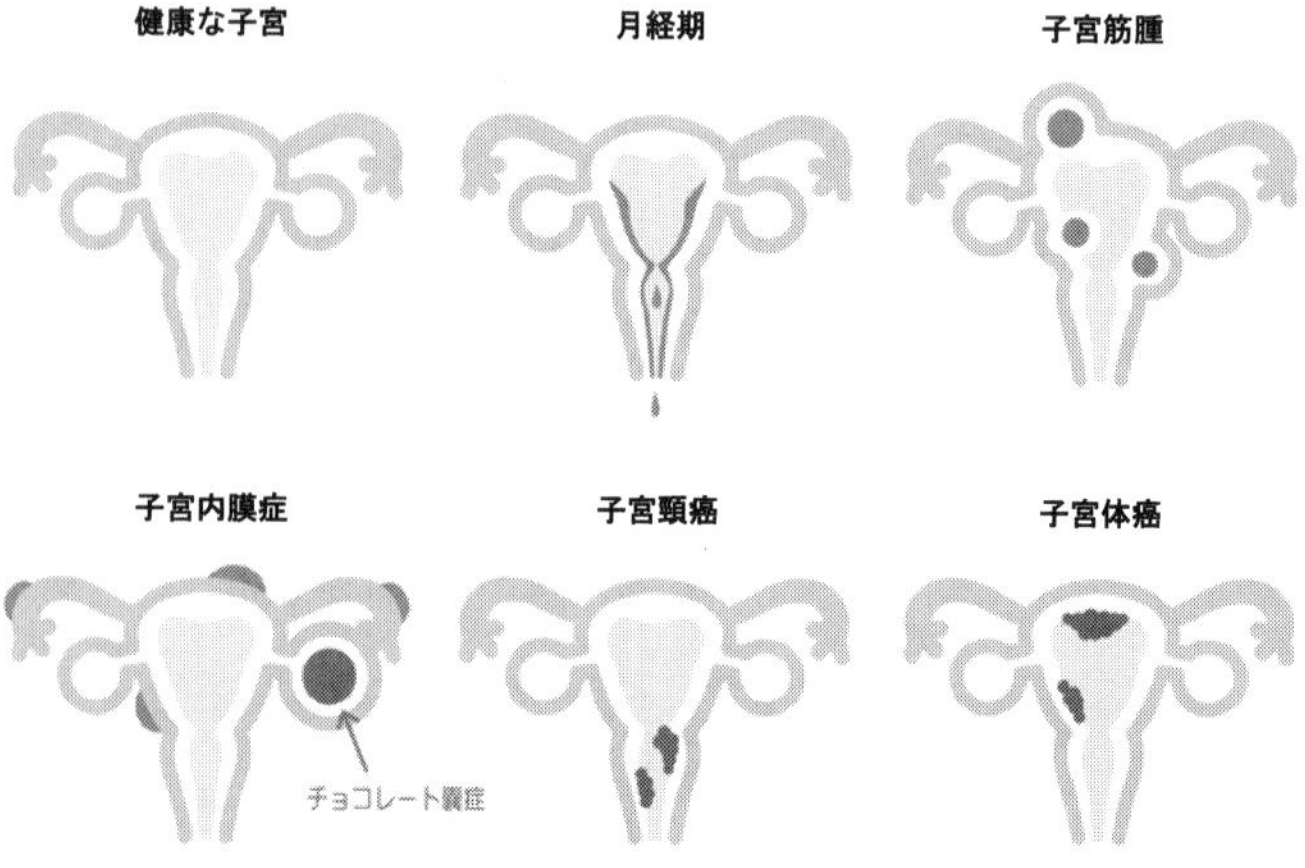

健康な子宮　月経期　子宮筋腫

子宮内膜症　子宮頸癌　子宮体癌

子宮内の病気

と、その部分に免疫作用が働くため受精卵を異物として受け入れてもらえないことから、妊娠を阻害する原因となります。そのようなことから、子宮内環境を万全にしておくことが着床の絶対条件になります。

（5）精子の質をあなどらない

体外受精や顕微授精を行う準備段階で精子検査は必須項目になります。精子検査は量や濃度、直進率、形態などを調べて、数ある中から最も優れていると思われる精子を選択し受精させます。

しかし、近年では造精機能障害（ぞうせいきのうしょうがい）や精索静脈瘤（せいさくじょうみゃくりゅう）などの男性不妊が増加している背景があり、本当に選択した精子に受精能力があるのかが問われています。

また、精子は一日に５０００万個以上作られ精嚢（せいのう）に貯蔵されていきますが、禁欲などで精子を溜め過ぎてしまうと質の低下が起こってきます。近年では夫婦間の性交渉が希薄な傾向にあることが、精子の質の低下の一因にもなっています。

では、本当にいい精子とはどんな精子を指していうのでしょう？　それは、卵子に入った時に精子の遺伝子を的確に卵子に伝え、妊娠に導く力をもった精子ということになります。

ＷＨＯ（世界保健機構）では、精液検査の基準値を精液量１・４ml以上、精子量１６００万匹ml以上、総精子量３９００万匹以上、運動率42％以上、正常形態率４％以上（奇形率96％未満）としていますが、基準値をクリアしていてもその中には、妊娠させる力の弱い精子も含まれていることがあり、精子の各部分に問題がないのか、さらに細かい検査を行い、最良の精子を選択することが重要になります。

私の治療院でも胚移植を繰り返してもなかなか妊娠に至らない患者さんが、精子検査に力を入れているクリニックや男性不妊専門の泌尿器科で細かな検査受けて、良質な精子選別から胚移植を行った結果、妊娠される患者さんもしばしばみられます。

（６）必ずある流産のリスク

不妊治療を始めてからやっとの思いで着床に至っても、次の不安が流産です。流産の原因のほとんどが、受精卵が分割していく過程で突然変異をおこすので今の生殖医療ではどうすることもできません。

また、高齢になるほど流産率は高くなります。

私の治療院の患者さんの中でも10人中２人の割合で起こり、６週～８週に多く見られます。流産を経験した患者さんの多くは、しばらくの間、自責の念に駆られシリアスな日々を送りますが、女性は着床した瞬間から誰でもが流産のリスクを抱えて生活をしなければならないという宿命があることを理解しなければなりません。

しかし、せっかく受精から着床してくれた夫婦の結晶を、流産する・しないで不安にさいなまれる日々を送るよりも、脳と子宮は連動性があると言われていることからも、お腹をさすりながら「私の赤ちゃん頑張って大きくなって」とエールを送って過ごすことをお勧めします。

（7）気まぐれ卵子の性質を知ること

卵巣の中にある原子卵胞は、卵巣の中で眠っていて順番が来ると約6ヶ月かけて卵子になり排卵されます。この卵子の元になる原子卵胞は、30歳なら30年前に、40歳なら40年前から卵巣の中にあるため、年齢相応に老化し染色体異常が起こしやすくなります。

今の生殖医療では原子卵胞の老化を抑えたり蘇えさせる方法はありませんが、高齢妊活の中でも着床から出産する方がいるのは何故でしょう？　確かにすべての妊娠の過程がスムーズにいった方もいらっしゃると思いますが、一般的に30代後半から40代の妊活は困難を極める傾向は否めません。

そこで、卵子の性質を知ることが重要なカギを握っています。

卵巣にある原子卵胞も年月が経つほど老化していきますので、その期間が長ければ長いほど染色体異常は起こりやすくなりますが、すべての卵子に染色体異常があるわけではありません。

前記しましたが、40代になると正常な卵子は5個中1個くらいあるかないかですが、前周期がほとんど染色体異常の卵子でも、次の周期には正常な卵子が何個か含まれていることがあるのです。また、その逆もあり得るということです。つまり、卵子は気まぐれな性質をもっているのです。

たとえば、卵巣から卵子を吸引する採卵をした時、その月に1個か2個しか取れなくても採卵を繰り返していくと3個や4個に増えることがよくあります。卵巣の刺激法にも左右されますが、これは卵子が成熟する過程で起こる不思議な現象と思われます。

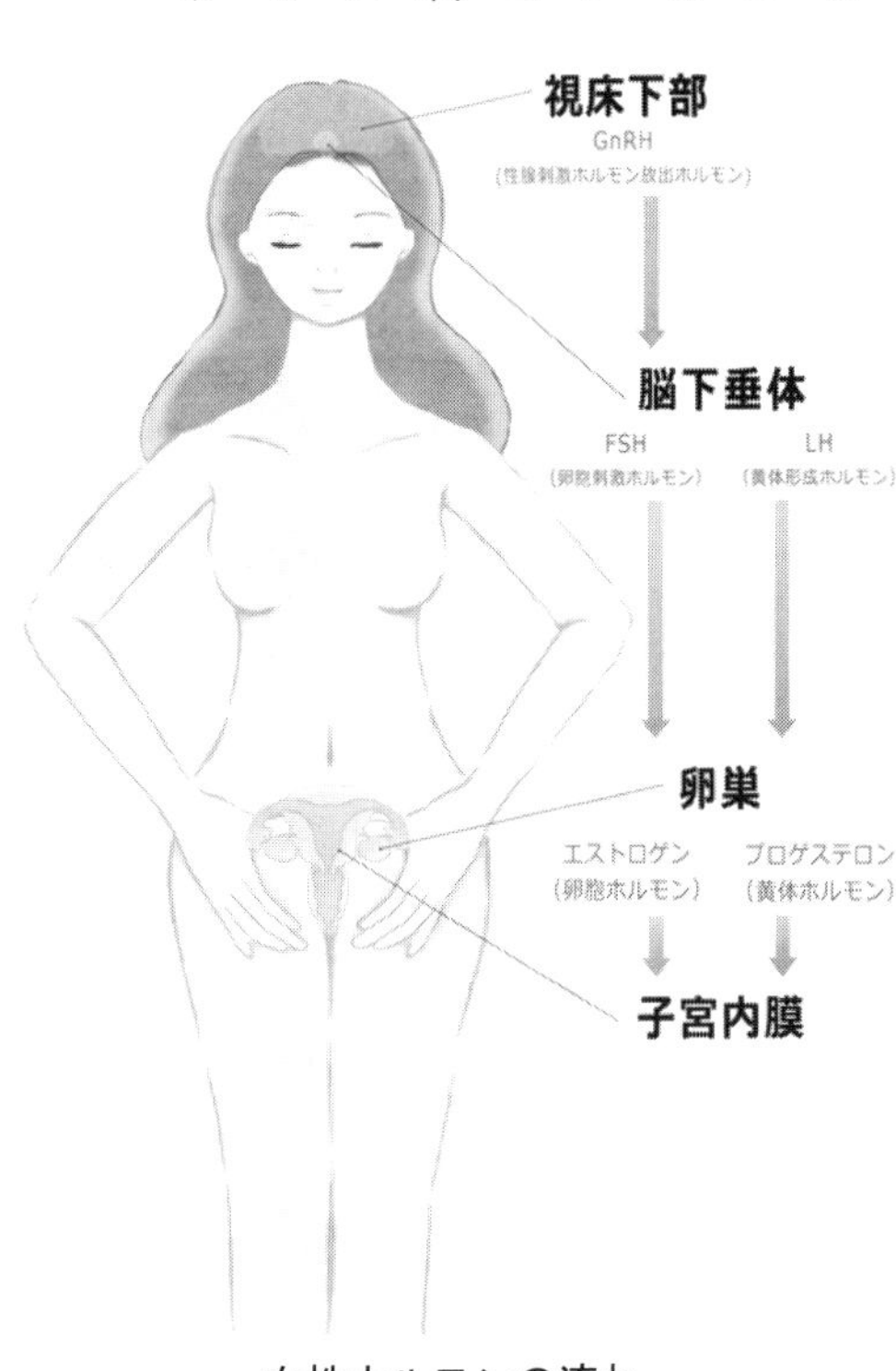

女性ホルモンの流れ

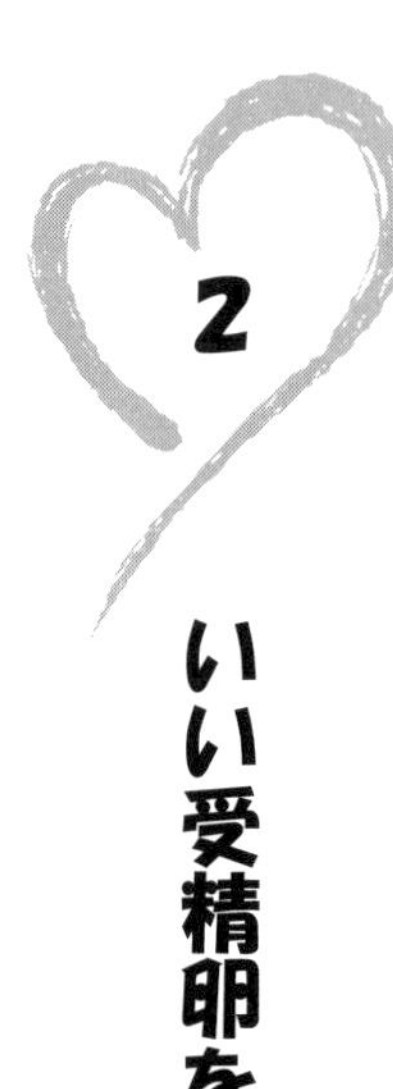

2 いい受精卵をつくる秘訣とは？

(1) 卵子成熟までの約6ヶ月間たんぱく食を徹底する

それでは、日常においてどうすれば気まぐれ卵子を妊娠できる卵子に変えることができるのでしょう？

今は、妊活情報のどこを見てもたんぱく食がいい卵子を作ると書かれています。それは、卵子もたんぱく質で作られているからです。昨今の女性は、たんぱく質不足といわれていますから食生活のメインをたんぱく食にすることは必須になりますが、実際のところ頑張ってたんぱく食を続けている方がどれくらいいるでしょうか？

私の治療院でもたんぱく食中心の食事指導をしていますが、毎日の昼食やお付き合いがあることも考えると、どうしてもたんぱく食だけにできないというお返事をいただきます。また、たんぱく食は、糖質に比べると飽きやすいという特徴があるので、どうしても糖質が多くなり食生活のバランス自体が悪くなる傾向があります。

とりあえず、卵胞が成熟する6ヶ月間はたんぱく質中心の食生活を心掛けてください。体は必ずプラスの方向に変わっていきます。

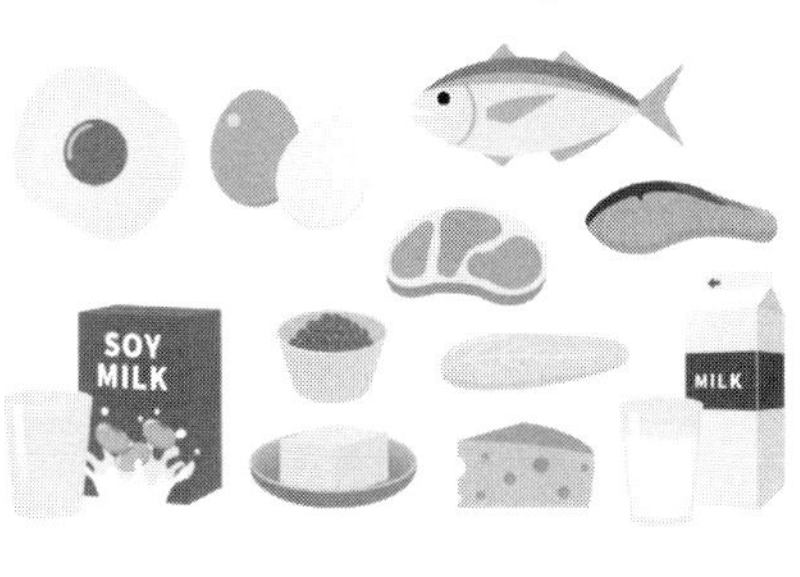

タンパク食

（2）有酸素運動を続けること

以前から軽いジョギングやウオーキング、ストレッチ、ヨガ、テラピスなどの有酸素運動が妊娠率を上昇させるといわれています。

有酸素運動の一番の効果は、血流の改善。次いで、体に適度な刺激が加わるため自律神経の副交感神経の働きが活発になり気分も爽快になります。

ただし、このような運動をたまに行っても効果は期待できません。週に2回〜3回をノルマとして続けてください。また、心拍数が上がる筋トレや走行、スイミングなどは妊娠率を下げるというデータが出ていますので控えましょう。

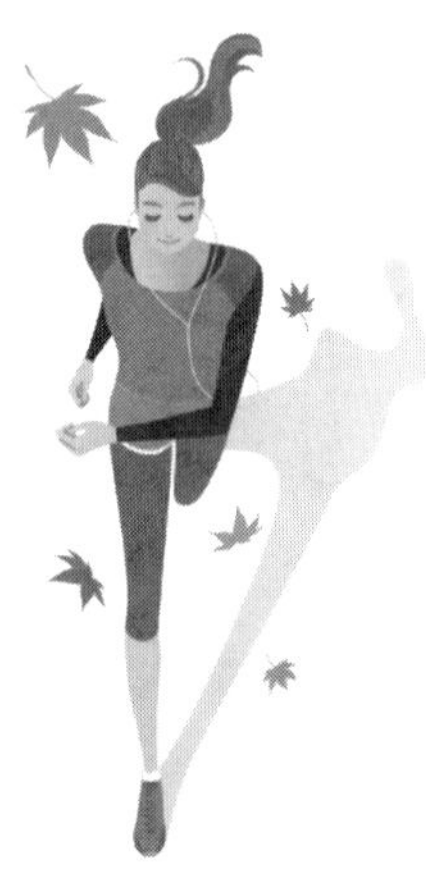

有酸素運動

（3）明るい方の妊娠率が高いわけ

私の治療院の患者さんは、明るく思いの丈をどんどんお話する方や、あまりお話をせず淡々と施術をされる方など、その患者さんの個性はさまざまです。その中で、あることに気づきました。それは、明るく前向きで自分の情報を惜しまなく話してくれる患者さんの妊娠率が高いということです。最初はたまたまの結果だろうと思っていましたが、その傾向は今も続いています。

あくまで私の考えですが、食事や運動、呼吸が妊娠に関わっているなら、喜怒哀楽も卵子に影響を与えているのではないかということです。つまり、いつも笑いや喜び、ポジティブ思考などが絶えない方は卵子にもいい刺激が加わっていると考えています。

しかし、喜怒哀楽はその方の生活習慣や性格にも左右されますので、いきなり人が変わったような振る舞いはできません。ネガティブ思考に偏る方は、「妊娠できなかったらどうしよう」ではなく、「着床して今お腹に赤ちゃんいるんだ」というイメージをいつも思い浮かべると、脳はそのイメージを子宮に投影します。是非、続けてみてください。

（4）妊活中のストレスとどう向き合うか

ほとんどの女性は、お仕事を持ちながら妊活されています。30代後半から40代の年齢になりますとお勤め先で役職がつく方も多く、上から下からのプレッシャーとノルマなどでストレスを抱えています。

そこに、体外受精や顕微授精を行う時はお薬の時間や卵胞のチェック、採卵、胚移植まで細かいスケジュール調整をしなければなりません。さらに、胚移植後は着床判定までの不安などが加わることでストレスは何倍にも増えてしまいます。

私の治療院の患者さんには、施術の中にできるだけ安心感とモチベーションをアップさせるようにお話を進めますが、限られた時間の中ですべて解消させることは難しい現状があります。

また、ネット検索しますと、さまざまな悩みに対してたくさんの情報を得ることができます。ただし、その情報が本当に自分にマッチするかしないかで気分のアップダウンが出てしまい、余計なストレスがかかることにもなりますので信頼できる情報を選ぶことです。『ＮＰＯ法人Ｆｉｎｅ　～現在・過去・未来の不妊体験患者を支援する会～　不妊ピア・カウンセリング』は、不妊専門のカウンセラーによる個別相談やグループカウンセリングなども行っている団体です。ご参考になさってください。

不妊ピア・カウンセリング
https://counseling.fine-peer.com/

3 卵巣刺激どれがいいの？

(1) 不妊治療のカギは採卵の良し悪しで決まる！

卵巣から卵子を取り出す採卵の準備として、お薬や注射で（排卵誘発剤）脳や卵巣を刺激し、ホルモンをコントロールしながら卵子の成熟と採卵数を増やす卵巣刺激が行われます。卵巣刺激は、その患者さんの年齢や卵巣内に残っている卵の数ＡＭＨ（アンチミューラリアホルモン）や卵巣の働き具合によって低刺激法、中刺激法、高刺激法に分けられます（原則、自然周期法はお薬や注射を使いません）。

卵巣刺激は、担当のドクターがこの患者さんにはこれくらいの刺激量で卵子が何個成長するだろうと予測して行いますが、患者さんのＡＭＨがどれくらいあるのかが一つの指標になります。ＡＭＨは、高齢になるほど低くなります。仮にＡＭＨが０・５ならある程度の刺激をしても1個～2個、ＡＭＨが1ならば3個～4個程と言われています。また、採卵しても未成熟卵（成熟してない卵子）や空胞（卵胞の中からに卵子が採れない）の卵子は、ほぼ受精能力がありません。

私の治療院の患者さんのほとんどは、卵巣刺激した後どれくらい卵子が大きくなっているのか、いくつ採れるのだろうとドキドキハラハラされています。そこで、よく患者さんから相談を受けることが、卵巣刺激後、卵子が思うように成長せず採卵数少ない時に、本当に今の刺激法が自分にあっているかということです。もう少し強めに卵巣刺激をしていたら、もっとたくさんの卵子が採れたのではないかと落胆される方も少なくありません。

（2）卵巣刺激法はクリニックの治療方針でほぼ決められている

それでは、どうしてクリニックによってそれぞれ卵巣刺激法が異なっているのでしょうか。それは、ドクターが培ってきた臨床経験と理論からそれぞれ行っている卵巣刺激が最良であると考えているからです。最近では、オールマイティに自然周期（生理後の排卵に合わせる方法）から強刺激まで患者さんのお体の状態を鑑みながら採卵法を決めるクリニックも増えてきましたが、おおまかに分けるとすれば低刺激か高刺激になります。

低刺激の特徴は、お薬や注射を最小限に使うことでお体の負担が少なく済みますが、採卵数に限りがあります。一方の高刺激は、お薬の量も多めで注射もほぼ毎日行うことでたくさんの卵子が採れる可能性がありますが、卵巣に強い刺激が加わるので腹痛や卵巣が腫れてしまう副作用が出ることがしばしばあります。

日本の不妊クリニックは、アメリカ由来のお薬や注射を比較的多めに使う中刺激から高刺激が主流になっています。これは、1回の採卵で少ない卵子を採るよりも、1回にたくさんの卵子が採れれば多くの卵子をキープすることができ、採卵の回数を抑えられるという理由からです。

低刺激、高刺激とも長所短所があり一概にどちらがいいとはいえませんが、卵巣刺激から採卵に至る過程は、体外受精や顕微授精の成功率を左右しますので、ＡＭＨ値からご自身のお体の状態を担当のドクターとよく相談されることが重要です。

(3) 体に起こる「へたり現象」とは？

体のすべての臓器は、年齢を追うごとに老化し衰えが現れてきます。

人は長寿ということから、生殖期間が長くなると卵巣も老化していきます。10代後半から20代前半の女性の妊娠率が高いのは、卵子の質が良くホルモンや生殖器の働きが活発だからです。しかし、30代半ばから40代になると生殖器の働きは急降下していきます。

不妊治療では、妊娠を阻害する生殖器の不具合やホルモンバランスの乱れを主にお薬でコントロールしていきますが、お薬というのは主作用と副作用があり副作用は体にとってはいいものではありません。たとえば、鼻炎薬の眠気や抗生物質の下痢など副作用が現れることがあります。しかし、その時体に現れている不快症状や病気を改善していかないと症状が悪化して日常生活に支障が出ることがあるので、それらを改善する目的で仕方なくお薬を服用するわけです。

ところが、女性の体は男性の比べて弱くできていますから、お薬を頻繁に使うことで、痛みや倦怠感や疲れやすいなど、体に不調が起こる「へたり現象」が現れることがあります。この「へたり現象」が続くと、体全体のパワーダウンが起こります。

そのようなことから、卵巣刺激は体の負担が少ない低刺激法が理想といえます。

4 種の保存システムを活かす

(1) 性交渉に妊娠のチャンスあり!

ペットや家畜、野生に生息する動物は、発情期がくると子づくりを始めます。

この生殖行為は、それぞれの動物が種を絶やさないために遺伝子レベルで組み込まれている種の保存システムによるものです。

発情期の動物が性交渉を行うとほとんどが妊娠しますが、これは人より他の動物の方が生殖期間が短いため、卵子の老化が起こりにくいからと言われています。

人も動物ですから同様に種の保存システムが備わって産まれてきます。

ところが、人は他の動物と違い発情期がありませんので、妊娠するには月に1回の排卵予測をして性交渉をとらなければなりません。さらに、生殖期間が20年以上と長く、年齢が重なるごとに卵子の老化が起こり妊娠しにくくなるため、挙児希望年齢が遅れると、ほとんど場合は生殖補助医療に委ねることになります。そうなると、夫婦の中での性交渉による妊娠は消去されてしまうことがほとんどです。

とくに日本人は、羞恥心が強い人種なので一旦性交渉が途切れると夫婦のどちらかが性交渉を求めることに嫌悪感を覚えてしまうようです。この傾向は高齢になるほど顕著にみられます。

性交渉が皆無になると、子宮や卵巣は月に1回の生理と排卵が起こるだけで妊娠に向けて働かなくなります。そうなると、人が本来持ち合わせている子宮の中で繰り広げられる精子と卵子の結合から妊娠という種の保存システムが徐々に働かなくなってしまいます。

日本で不妊症が増えている一つの原因として、日本人の性交渉数が世界でも最下位であることからも垣間見ることができます。これはたいへん残念な事象です。産まれ持った子宮にあるシステムをおざなりにせず活かしていくことで、妊娠するチャンスはめぐってくるのです。

（2）適度な性交渉が妊娠に結びつく

若い夫婦が、生殖に疎く少々無茶な生活をしていても妊娠率が高いのは、体のすべての機能にパワーがあるからです。ところが、高齢妊活になると体全体のパワーはどんどん落ちて、子宮内の病気が出やすくなり、そこにほぼ無い性交渉。これでは、授かるものも遠のいていきます。高齢妊活は、時間との闘いということもあり、体外受精や顕微授精の高度生殖補助医療を早い段階で受けることは重要になります。

しかし、せっかく持って産まれ備わっている妊娠できる能力を使わない手はありません。私の治療院の40代の患者さんで、何回か体外受精を試みましたが妊娠に至らず、一周期のお休みした期間の性交渉で見事に妊娠された方が何名かいらっしゃいます。こういう患者さんは、高度生殖補助医療を受けながらも適度に性交渉を持っていることから、慢性的に子宮内を空っぽ状態にしていない特徴がみられます。ただし、自然妊娠を成功させるには詳細な精子検査とフーナーテスト（性交渉後頸管粘液にどれくらいの精子がいるか）が問題ない事が絶対条件になります。是非、高齢妊活で性交渉なんてとあきらめずに、適度な性交渉を持ち種の保存システムを活性化するようにしてください。

5 不妊クリニックの健康保険治療ってどうなの？

令和4年4月から、少子化対策の一つとして今まで自費診療だった不妊治療が健康保険適応になりました。現在、ほとんどの不妊クリニックは健康保険を導入し、治療を行っています。そもそも健康保険治療とは、病気やケガになった時、厚生労働省が決めた診療報酬基準（医療機関が病気やケガで請求できる点数）にのっとって、すべてのお薬や検査、手術に至るまで治療したものを点数で計算し患者さんが負担割合にあったもの支払う仕組みになっています。健康保険証を所持していれば、日本全国どこのクリニックや病院で標準的な治療はすべて受けられます。

不妊治療は、一般的な治療と異なり生死に関わりませんが、患者さん一人ひとりの訴えが多岐に及ぶため細かなアプローチが必要になります。健康保険導入前の自費診療では、その患者さんにあったオーダーメイド治療ができましたが、健康保険診療では診療報酬の範囲ですべて治療を行わなければならないため、お体の細かいチェックやこの薬や検査が有効だからとやみくもに行うことはできません。

また、日本の健康保険制度は、『混合治療』といって健康保険診療と自費診療を並行して行うことは先進医療（高度な医療技術で厚生労働大臣が認めたもの）の一部を省き認められていませんので細かなオーダーメイド治療を受けるには自費診療を選択せざるを得ないということになります。

さらに、年齢制限が設けられ治療を開始時点で女性の年齢が、40歳未満の場合は、1子ごとに胚移植6回まで、40歳以上43歳未満の場合は3回まで生殖補助医療に対して保険適応になるとあります。この年齢制限を考察しますと、39歳までなら6回高度生殖補助医療を受ければ、6回中の何回目かで妊娠する可能性があるけれど、40歳以上43歳未満だと妊娠率が低下するので3回がいいとこだろうと詮索してしまいます。治療回数から見ても40代の患者さん3回、43歳からは健康保険は利用できない制度ではいささか疑問が残ってしまいます。

次回の診療報酬改正では、令和4年からの健康保険治療の妊娠率データが集約され年齢別妊娠率が計算された後、新たな年齢制限などの制約などが出てくることも懸念されます。

日本の健康保険制度は世界の中で最も素晴らしい制度と言われていますが、国が本当に少子化を目指すならば制約を限りなく緩和していかないと高齢不妊の患者さんは取り残されてしまいます。不妊に悩む患者さんが誰でも最高の治療が受けられることを望んでやみません。

第2章

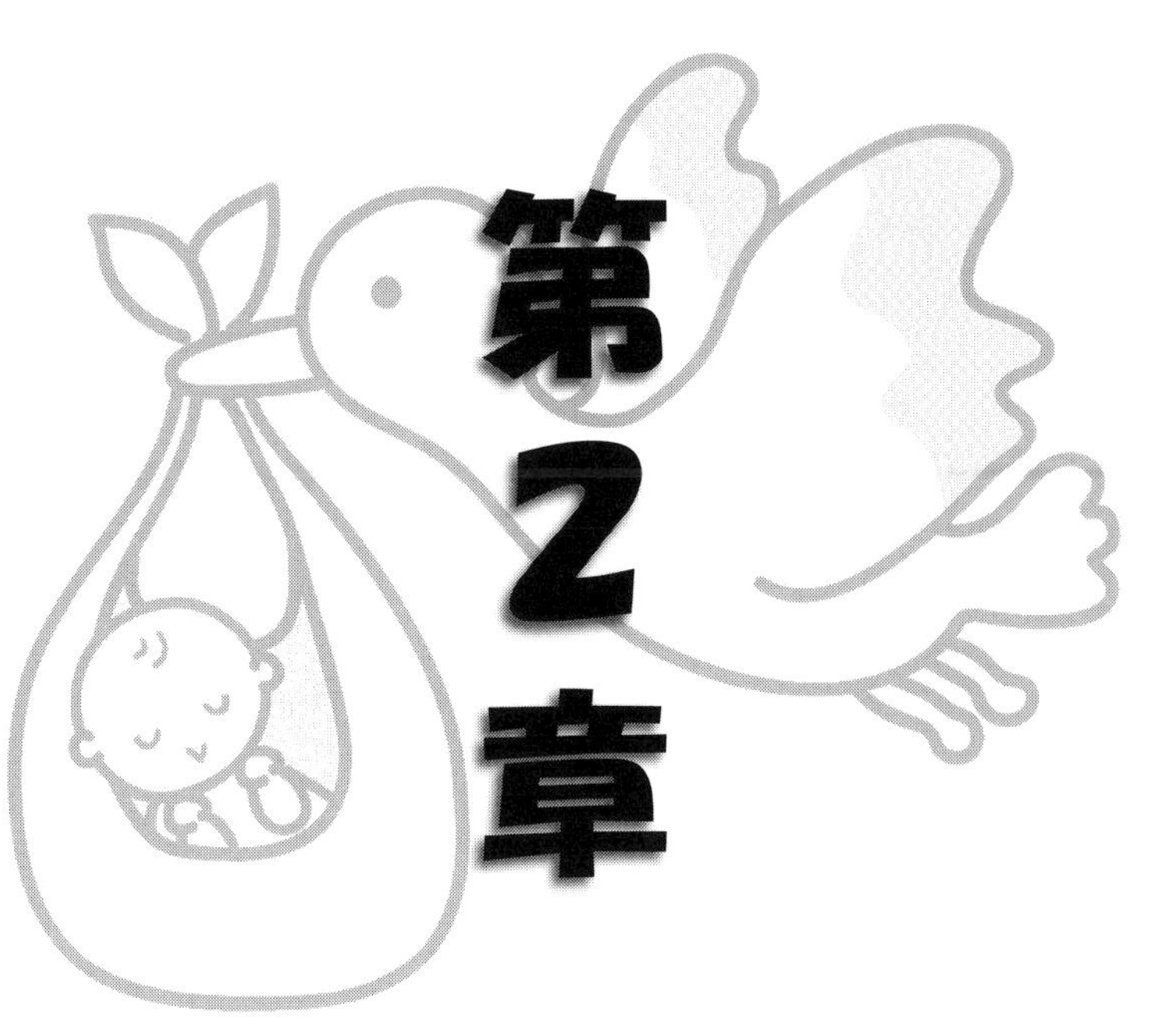

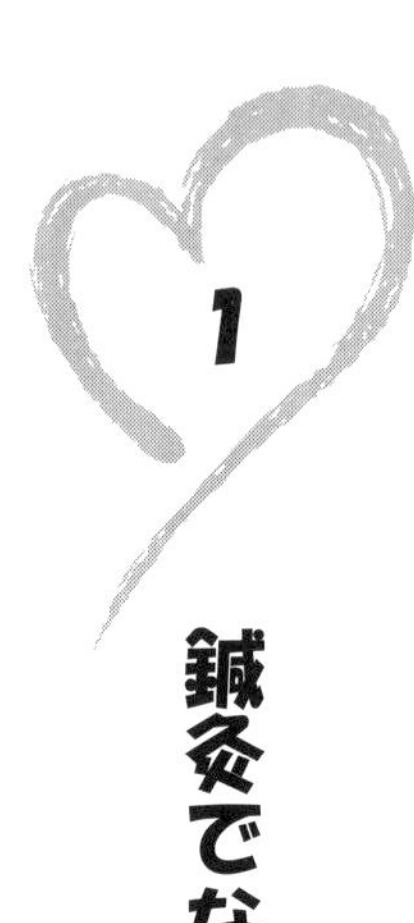

1 鍼灸でなにができるの？

(1) 東洋医学から見た不妊とは？

東洋医学では、気・血・水が体を作る三要素となっています。

気とは、生活に欠かせないエネルギー源、血は赤色で体を巡り栄養運搬作用、水は透明な液体成分で体全体の代謝作用などを司ります。

気・血・水は互いに協調しあいながらバランスを取ることで健康が保たれていますが、気・血・水どれかに不調が出ると健康が保たれず、不快症状が現れたりや病気になってい

きます。それと、人には生きて活動していくために必要な「精」という物質が備わってい
ます。

精には二つあり、両親からから体質を受け継ぐ「先天の精」と、生まれてから食べ物や
空気などで蓄えられる「後天の精」です。この二つを合わせて「腎精」といいます。この
腎精は、体の成長に深く関わっていてとくに生殖機能に影響を及ぼします。

中国の古典では、女性は、7歳ごとに体の変化が訪れると言われ、14歳で生理が始まり、
21歳で女性らしい体ができ、28歳で女性としての体が最も充実し、35歳になると老化が
始まり、49歳で閉経に至ると書かれています。

35歳から徐々に腎精が減少し始め、40代になると腎
精の減少が加速され生殖機能の衰えから妊娠が難しく
なると考えられます。

とくに後天の精のアップダウンは、日常生活の中で
繰り返される食生活や呼吸などで左右され体調の変化
に大きく関与しますので、老化の進行を遅らせるとい
う点でもバランスのとれた生活を心掛けることが大切

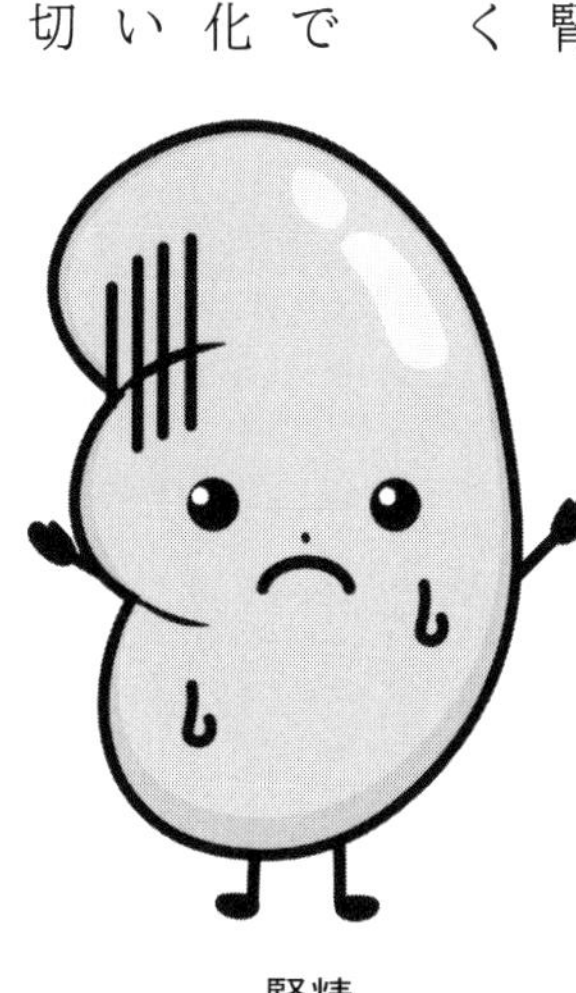
腎精

です。

本来女性は、妊娠できる機能を備えて生まれてきますが、老化によって生殖機能が衰えてきた時は東洋医学的な面からのアプローチが有効になります。

妊活を始めたがなかなか妊娠しない、年齢が30半ばを過ぎてこれから妊娠できるか不安など不妊に関わる心配事は多岐にわたります。

不妊治療の基本は、不妊クリニックや病院で女性のホルモン検査や子宮内の状態と男性の精液検査から始まりタイミング法、人工授精、体外受精、顕微授精のステップアップ方式が一連の流れになります。しかし、現状は最終のステップまで進んでも妊娠に至らない患者さんは後を絶ちません。

とくに、高齢になると卵子の質の低下や排卵障害、着床不全、流産などさまざまなリスクが高くなるため過酷な妊活を強いられている患者さんがほとんどです。

妊活が長期になるとクリニックの治療だけでなく、何かほかにもできることはないのか？　と考える方はたくさんいらっしゃいます。たとえば、漢方薬やサプリメント、ヨガなどがよく知られていますが、鍼灸もその一つと言えます。

西洋医学の基本は、臓器をパーツごとに分けてお薬や検査、手術などを施して治療しますが、鍼灸は、東洋医学の理論から体全体のバランスが崩れることで体の不調や病気が起こると考えています。とくに、血流の改善や免疫力の向上、自律神経のバランス調整に優れた効果を発揮することで、体のマイナス要因を改善する作用が最大の特徴になります。

不妊は、医学的には病気ではなく、症候群（原因不明で同じ時期に同じような体の病態）という位置付けになり、医学的には、よく分からないものの範疇と考えます。簡単に説明しますと、ある時期から原因が分からない症状の方がどんどん増えてきて、とりあえずその症状に合った対処療法を行っていくのが症候群の治療になります。

（2）原因がよく分からないときは鍼灸

世の中には、生死に関わる重大な病気から原因がよく分かっていない症候群まで、さまざまな方法で治療が行われていますが、そのなかで鍼灸施術は、原因不明や慢性的な症状の改善を得意分野としています。不妊治療は長期に及ぶこともあることから、鍼灸が不妊施術にマッチしていると言えます。

また、鍼灸施術は、通常なら考えにくい結果が出ることが少なくありません。鍼灸施術を続けていたら排卵日に性交渉をしていないのに妊娠した、体外受精を一旦休んでいる間に自然妊娠した、生理痛が改善した途端に妊娠したなど、不思議な症例は数多く見られることから生殖医学的なエビデンスと異なる不思議な力が働いていると考えられます。

（3）不妊に対する鍼灸の考え方とは？

不妊に対して鍼灸はどのような考え方やアプローチをしていくのでしょう。女性は、20歳を過ぎると体力が衰え始め、35歳になると衰えのスピードに拍車がかかるといわれています。妊娠率も35歳から急激に下降するということから、年齢的に体力の衰えと不妊は符合するといえます。それでは、なぜ体力が衰えると妊娠しにくくなるのでしょうか？

体の中でパワーダウンが起こると、体内エネルギーは生きるために必ず働かなければならない心臓や肺などに供給量を多くします。そうなると、普段おとなしくしている子宮や卵巣に余分なエネルギー供給しなくなります。この体のパワーダウンから起こる子宮、卵巣のエネルギー不足が不妊大きな要因の一つと考えられます。

この年齢的な体のパワーダウンを進まなくするにはどうすればいいのでしょう？　体に鍼や灸を施すと、皮膚から入った刺激は体に「いい状態に戻れ」と指令を出します。しばらく鍼灸施術行っていると、脳がこの刺激を覚えて常に体をいい状態にしようと体の中で「引き上げ反応」が起こります。そうなると、今までパワーダウンしていた子宮や卵巣、他の臓器に活性化がおきてきます。鍼灸施術で体の「引き上げ反応」が持続すれば妊娠できる体づくりができ妊娠率が上昇することになります。

この点が鍼灸で最も重要なポイントになります。

(4) 鍼灸でできないこととは?

鍼灸施術をすると女性ホルモンが整い妊娠できるという宣伝をよく見かけますが、本当に鍼灸でホルモンバランスが整うのでしょうか？　一時的なアップダウンあると思いますが答えは〝ノー〟です。若いころから生理不順があることや何かの原因で一旦生理周期が乱れると、それを元のバランスの取れたホルモン状態に戻すことは至難の業でほぼできません。女性ホルモンは、外からの刺激で簡単の整うものではありませんので、まがい情報には要注意です。また、詰まった卵管が通る、子宮内膜症が治る、子宮内の菌バランスが整うなど、服薬や外科処置が必要と思われる症状の改善も鍼灸ではできません。鍼灸でできることを理解して施術をうけることです。

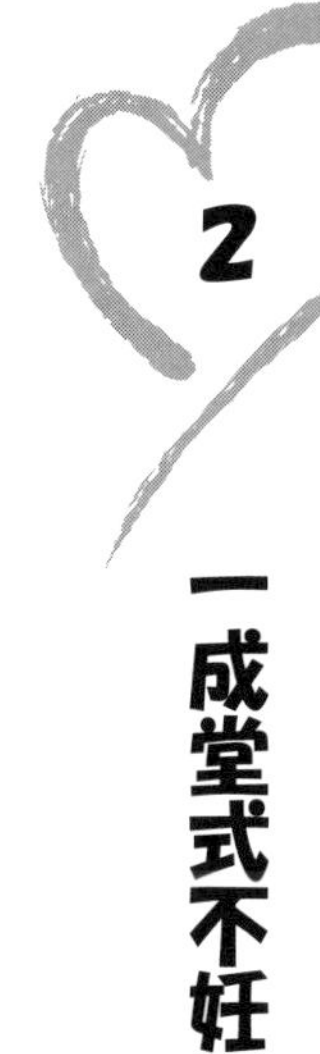

一成堂式不妊鍼灸とは？

（1）不妊鍼灸のパイオニア山村式不妊鍼灸とは？

一成堂式不妊鍼灸のベースは、神奈川県、川崎市武蔵小杉駅近くにある不妊専門院、山村祐静堂鍼灸院、山村祐二先生の山村式不妊鍼灸の理論と施術がベースになっています。そこから、カウンセリングや施術の試行錯誤を繰り返し、当院オリジナルの施術体系が完成し現在に至っています。山村先生とは今でも頻繁に症例研究や施術に関する意見交換をさせていただき患者さんの妊娠率の向上を目指しています。

さて、鍼灸が不妊に効果的なことはご理解いただけたと思いますが、実際の施術を行う際に患者さんの体にどのようなに変化が生じ、妊娠に至るのかをご説明したいと思います。

(2) 生理周期の施術で体が変わる

日本に春、夏、秋、冬と四季の移り変わりがあるように、女性の体にも生理期、低温期、高温期、高温後期の４つ周期があります。このメリハリのある各周期の施術を行うことで女性の妊娠体調を上げながら子宮や卵巣の活性化を起こさせます。

◎生理期施術・・・生理時の子宮内膜脱落を円滑にしてスムーズな生理血の排出と生理痛の改善作用。
◎低温期施術・・・卵子の発育を促し排卵を円滑にする作用。
◎高温期施術・・・子宮内膜の肥厚を円滑にして黄体ホルモンの分泌を促進させる作用。
◎高温後期施術・・・子宮内膜の肥厚維持と受精卵の着床維持向上作用。

この4周期の流れは、落ち込んだ体を引き上げて妊娠できる体づくりをする最も重要な基本施術になります。

では実際どのようにして施術を進めていくのでしょうか。

選定するツボは各周期で同じではありません。同じツボに毎回同じ刺激を加えても各周期で体の反応が違ってくるので効果は半減していきます。そのため必ず各周期に合った施術をしていきます。生理期はお腹から脚、背部、低温期は、お腹から脚、骨盤部、高温期は、お腹から脚、骨盤部、臀部、高温後期は、お腹から脚、骨盤部、臀部、腕を中心に鍼をして、最後足に灸施術を行います。

この一連の施術を重ねることで、体循環の改善や子宮や卵巣の活性化と血行促進が顕著になり妊娠できる体づくりができてきます。

(3) 移植鍼と着床鍼で着床率アップ！

海外でも生殖に関わる鍼灸が盛んに研究されています。2002年にドイツと中国で行われた共同研究の結果が米生殖医療学会誌に掲載されました。体外受精を受ける女性160人を二つのグループに分け、一方には胚移植前後に鍼治療を行い、もう一方のグループには鍼施術はせずに胚移植を行った結果、鍼治療を行ったグループの妊娠率が42・5％、鍼施術を行わないグループが26・3％で鍼治療を行ったグループの方の妊娠率が16・2％上回った結果を得られたという研究結果があります。胚移植の当日前後に鍼施治療を行うと妊娠率が上昇していきます。山村式では、新鮮胚、胚盤胞とも当日に胚移植を行った時の鍼治療が、移植鍼、胚盤胞は、胚移植の翌日に着床する可能性が高いことから翌日に行う着床鍼、新鮮胚は胚移植後5日目に着床鍼を行います。

(4) 着床後の安定鍼とは？

胚移植後の判定日にhCG（着床時に胎盤から作られるホルモン）が50以上になると着床が確認され、一安心も束の間13週～14週の安定期まで次なる不安が流産です。私の治療院の患者さんでは、7週～9週目に最も多く見られ、全体の70％を占めています。

流産は着床後の宿命で、安静にしたから、何か食べ物を変えたから、体を温めたから、といって完全に流産を防止することはできません。

しかし、着床後に鍼施術を行うと、子宮を通る経絡に円滑な動きが現れます。

このことから早期流産の約50％は回避できると考えています。また、着床後に子宮から少しずつ出てくる出血があります。一般的に子宮内膜に赤ちゃんが潜り込むときに周りの血管を傷つけて起こるといわれていますが、患者さんはこの出血がみられることで流産ではないかと慌ててクリニックに問い合わせする方がほとんどですが、大量の出血や腹痛が現れる早期流産ではない時の少量の出血に血止めの効果もあります。

もう一つが妊娠後は、赤ちゃんにたくさんの血液を供給していくため母体の血流が悪くなり、ほとんどの方が脚のむくみや倦怠感を訴えてきます。とくに、脚の血流を円滑にすることは出産まで非常に重要なポイントになります。着床後に鍼を行うことは母体と赤ちゃんの健康に欠かせない施術になっています。

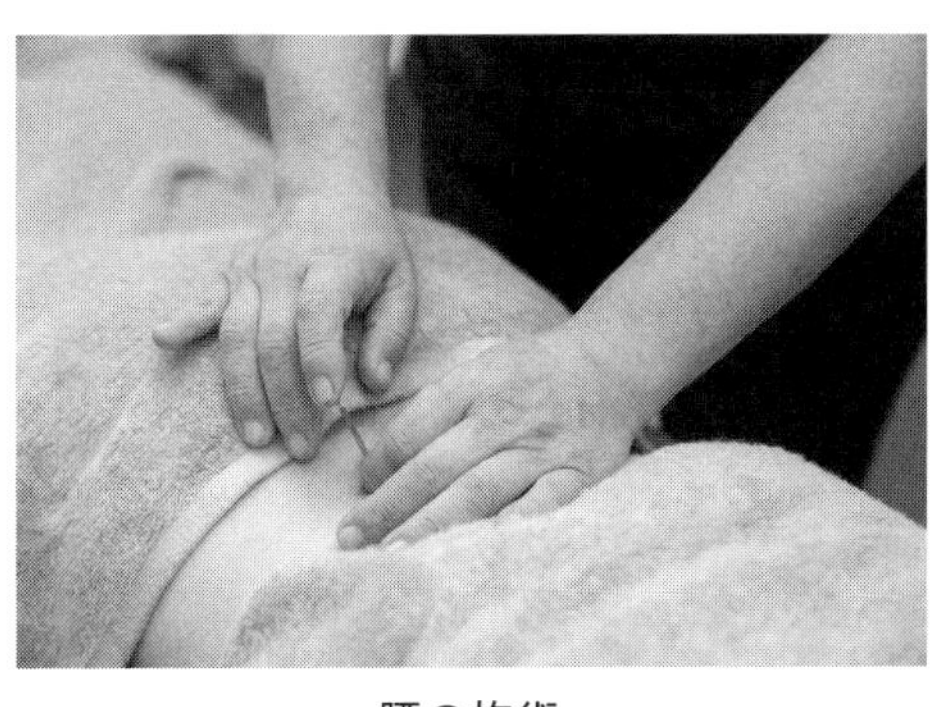

腰の施術

（5）つわりにも効果的な鍼灸

着床後の患者さんのもう一つお悩みがつわりです。つわりの症状は多種多様ですが、私の治療院の患者さんの多くは胃の不快感が最も多く、次いで吐き気や頭痛で、ほとんどの患者さんに何らかの不快症状が現れます。

症状のアップダウンも個人差がありますが、6週頃から出始め15週程で治まる方がほとんどです。つわりの施術は、鍼と灸両方を使いながらその症状に合ったアプローチをしていき、頭、手、脚を中心に行いますが、とくに症状が強い方には足の灸施術が効果的になります。また、施術効果を持続させる目的で施術の後に皮内鍼（置き鍼）を貼付します。強い症状のつわりは、流産率が下がりますのでしばらくの間は、鍼灸施術で症状をコントロールしていきます。

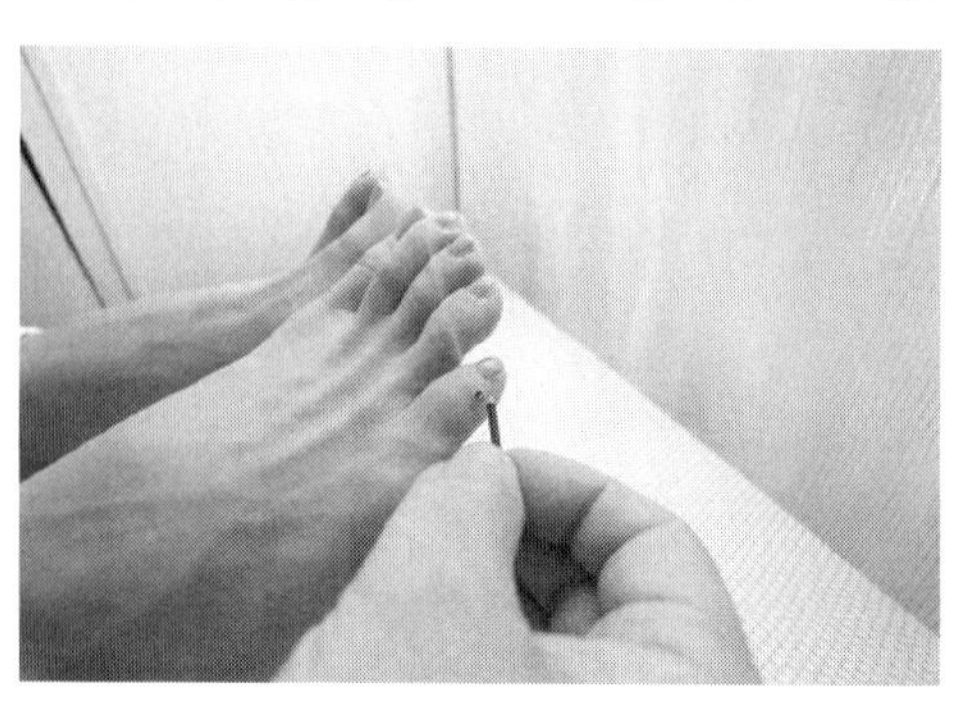

灸施術

（6）昔から逆子には鍼灸

出産が近くなった妊婦さんのお悩みの多くに逆子があります。子宮も筋肉で作られ柔軟性はありますが、赤ちゃんが大きくなるにつれて子宮筋の血流が悪くなり柔軟性がなくなってきます。そうなると、赤ちゃんで子宮の許容範囲がいっぱいになり、逆子になると頭が下の（頭位）に戻ることができにくくなると考えられています。

妊娠から31週を過ぎても逆子が頭位に戻らない場合は帝王切開になります。帝王切開は、出血やお腹に傷が残る、二人目不妊になりやすくなる、帝王切開で子宮の内側に傷が残り子宮内に血液が溜まってしまう、帝王切開瘢痕症候群（ていおうせっかいはんこんしょうこうぐん）などのリスクがありますが、31週過ぎても頭位にならない場合は帝王切開を選択するしかありません。

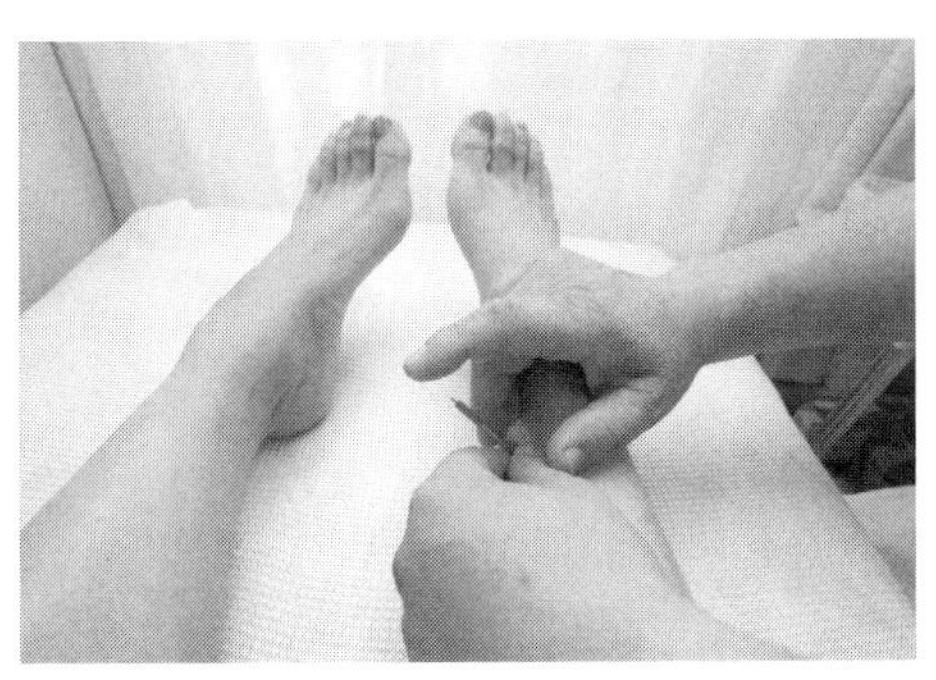

下肢の施術

古くから逆子には、灸施術が効果的といわれています。とくに、脚のすねにある三陰交（さんいんこう）や足先にある至陰（しいん）というツボは有名です。しかし、これらのツボに灸施術をしても頑固な逆子は頭位にならないことは数多にあります。頑固な逆子には、鍼施術も併用しながら手や腰などの広い範囲でアプローチしていくことでほぼ逆子は頭位に戻すことができます。

また、逆子は自然と頭位に戻ることがあるので、ご自宅で市販の灸をされるのもいいでしょう。

（7）ミトコンドリアをパワーアップさせる？

ミトコンドリアは60兆個ある人の細胞の中にあって、細胞を活性化させるバッテリーの役割をしています。とくに卵子の中にはたくさんのミトコンドリアがあり、妊娠に導くパワーの源になっています。

年齢が10代後半から20代の妊娠率が高いのは、ミトコンドリアの働きが強いからだと言えます。ところが、年齢やストレス、暴飲暴食など、さまざまなマイナス要因が体の加わることでミトコンドリアの働きは低下していきます。とくに、高齢になるとミトコンドリア自体の遺伝子の働きが悪くなり卵子の染色体異常や質、量も低下するため、受精卵がうまくできない、着床不全、妊娠継続の中断などが頻繁に起こります。これは、ミトコンドリアのパワー不足が一つの原因として考えられます。

手軽に摂取できるのがサプリメントです。10年ほど前から卵子の質を上げるという、うたい文句でミトコンドリアのサプリメントが大流行しましたが、実際のところミトコンドリアサプリメントで妊娠したという数字的なデータはありません。サプリメントの摂取で大事なことは、服用した時、強い胃酸をくぐり抜けてその成分が細胞にまで届いているかということになり、その点を考慮して摂取することが重要になります。

また、細胞がエネルギー不足になるとミトコンドリアはパワーアップするという報告があります。女性は妊娠するために脂肪がつきやすい体になっていることに加え、高齢になるにつれ内臓が下方に落ち込みやすくなり、肥満体型になってきます。肥満気味の方は、無理のないダ

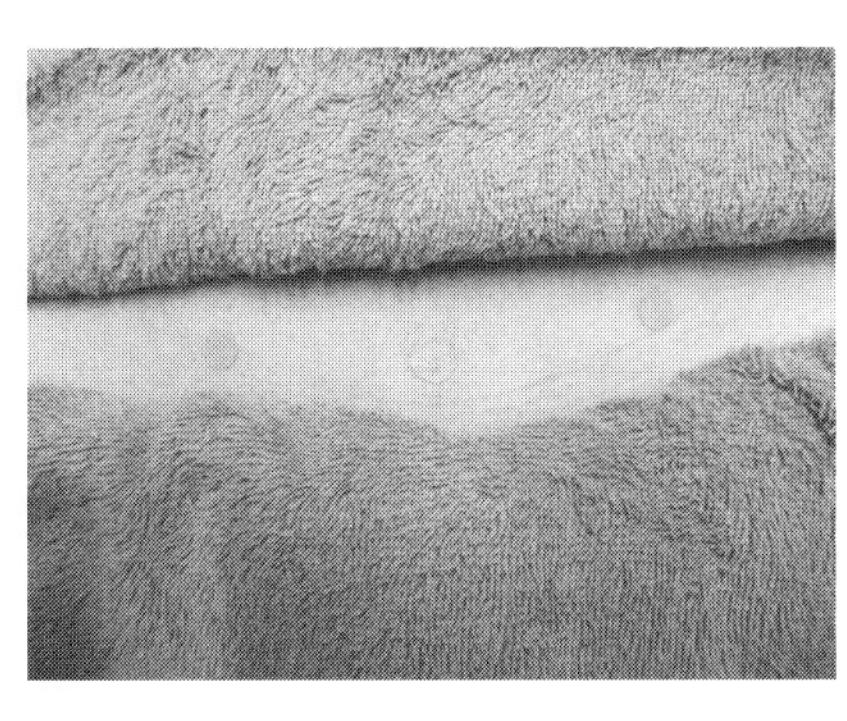

ミトコンドリアシート

イエットで標準体重を目指すことで、ミトコンドリアのパワーを上げることできます。また、ジョギングやウオーキングなど有酸素運動で筋肉量がアップすることミトコンドリアが増えることも分かっています。

私の治療院では、懇意にしている色と細胞の研究に特化した治療院にお願いして、ミトコンドリアや卵巣機能を向上させるシートを施術後に貼付して妊娠率の向上に努めています。

(8) 痛みのないストレスフリーな鍼施術

みなさんが鍼施術に抱くネガティブなイメージは、鍼を刺す時の痛みだと思います。鍼施術もいろいろな流派の理論と手法があります。鍼施術には、一般的に『浅鍼法』と『深鍼法』があります。

浅鍼法は、細めの鍼を使いツボに対して鍼を約1㎜～2㎜ほど刺入する切皮(せっぴ)法を使いますが、この方法は刺入時の痛みはほぼありません。また、ツボは、浅鍼がちょうど届く点にありますから切皮法でも効果が得られることと、患者さんの痛みに対する心理的、身体的不安が解消されます。

浅鍼法は、主に経絡（ツボとツボをつなぐ流れ）施術といい、遠隔操作で体全体にプラスの流れをつくることから、不妊施術には最も適している施術法と言えます。

一方、深鍼法は、太くて長めの鍼を使い肩こりや腰痛など筋肉や関節部分に深く刺入するため痛みを伴います。痛みは、ストレスと恐怖感を発生させ、脳から分泌されるセロトニン（幸福感ホルモン）を抑制し、血流や自律神経のバランスを崩しますので不妊施術で痛みのある施術はお勧めできません。

(9) わずかな灸施術で妊娠力アップ！

私の治療院の灸施術は、たくさんの灸を施こさずに鍼施術がすべて終了してから足先に数個の灸を施します。この灸施術は、鍼施術全体の効果をさらにパワーアップさせる山村式の特徴的な施術の一つになっています。また、不妊メインの鍼灸施術ですが、施術を継続していくうちに手足の温感や以前より寒さを感じなくなる、よく眠れると言ったお声をいただきます。この効果は、体質改善が進みつつある表れでもあり妊娠力アップにつながっています。

（10）自分でできるセルフ灸

私の治療院では施術後、自宅で手軽にできるお灸、マイセルフ灸の指導も行っています。マイセルフ灸を習慣にしていくと、妊娠率が上がることがあります。お灸は使い方によっては、鍼施術より効果をもたらすことがあります。お灸の熱は、体の中で産生されるヒートショックプロテインたんぱくによって、弱った細胞の修復をさせる働きや、血行の促進効果による冷えの改善効果が期待できます。

使い方は、下腹部や卵巣上、骨盤周囲のダイレクトに行う方法と主に膝下のツボを刺激する方法がありますが、両方の方法を最初にお腹側、終わったら背中側に行っていくと冷え足のやむくみ、良く眠れないなどの改善

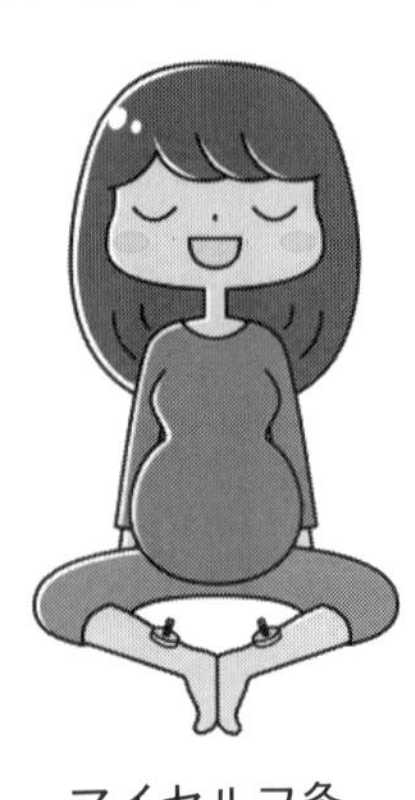

マイセルフ灸

効果があります。とくに、冷えに対してセルフ灸を持続することでかなりの改善が見られます。冷えは不妊の大きな原因ではありませんが、温感が体に現れてくることは体にとって有用であることに間違いありません。

お使いになるお灸は、薬局などで市販されている台座灸を使います。台座灸は、温度調節ができていつでもどこでも使えるので利便性に長けています。

(11) 専門鍼灸院はこうやって選ぶ！

不妊に効果的といわれる鍼灸もさまざまな理論や手技があります。

大まかに分けると、一つ目が西洋医学的に卵巣や子宮、その周りにある神経や血管の動きを解剖学や生理学の見地から、どの部分が衰えて不妊になるのかを見極めて行う施術です。たとえば、骨盤の中心にある仙骨の周りには卵巣に関係する神経があり、その部分に鍼灸で刺激を加えて卵巣の機能を上げていく方法があります。

この施術は比較的刺激量が強く鍼自体も長めで太い材質の物を使い、場合によっては鍼先に電気を流すこともあるため施術時に痛みを伴うことがあります。そのため、痛みに敏感な方には不向きな施術になります。また、毎回同じようなツボに刺激するために体が刺激に反応しにくくなることもあります。

二つ目は、東洋医学をベースにした体を巡る経絡に点在するツボに刺激していく経絡法です。鍼先を皮膚に僅かに刺鍼し、体の隅々から遠隔で行う方法で刺激が少ないため体に優しい施術になります。

一つ目の体の一部分を集中して行う局所施術は一時的な効果は大きいですが、効果の持続性が短いところに難があります。二つ目の経絡施術をメインとした遠隔法は、体全体の流れを改善するため効果が持続するというメリットがあり、不妊には経絡施術が最も適していると考えられます。

では、実際にどの鍼灸院を選んだらいいのでしょうか？　私の治療院の患者さんから、不妊クリニックはどこを選んだらいいのかとよく聞かれることがあります。日本には、600以上の不妊クリニックがあり、さらに健康保険制度導入後も増加傾向にあります。その中から自分にぴったりなクリニックを選ぶことで頭を悩ます方も少なくありません。

鍼灸院も東京都だけみてでも３５００以上の施設があります。鍼灸施術は、ほとんどの病気に対して施術ができることから、肩こり、腰痛、自律神経失調症、全身調整など多種の施術を掲げていることが多く、その鍼灸院がどんな症状でも施術出来るのか、または特化した症状を得意分野としているか分かりにくくなっています。

体の不調や病気になったとき、症状がすぐに改善すれば問題がありませんが、体調不良が長引いてしまう場合は、さらに細かな治療やケアができる施設を探すと思います。そこで大切なことは、その施設が専門院であるのかということになります。専門院の強みは何といっても一つの症状や病

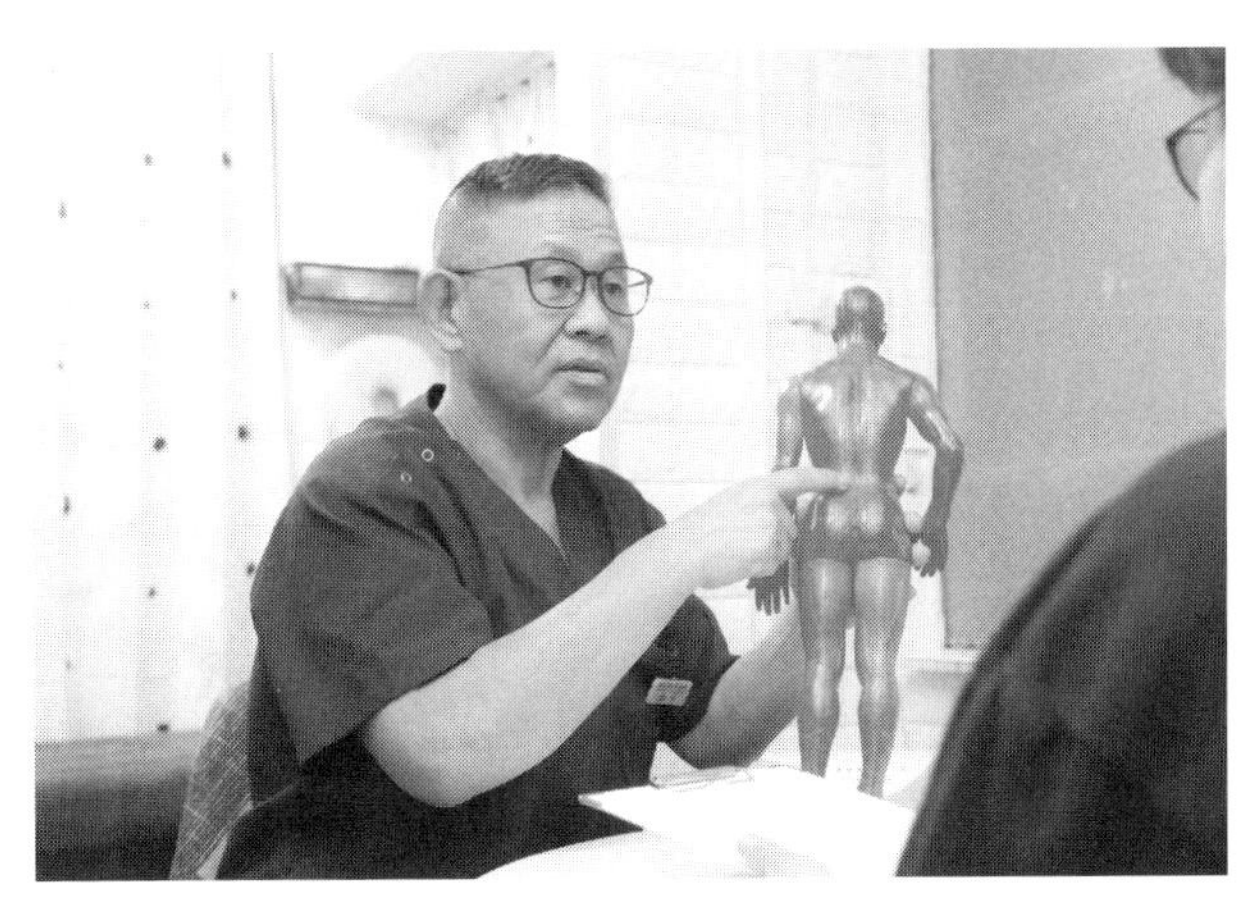

専門的なカウンセリング

気に対して精通し症例が多いことで、詳細で緻密なアプローチが期待できるということになります。そのような点から、差し詰め住まい、勤務先からの利便性などで施術を受けると、思うような結果が出ないことがあるので注意が必要です。最初のカウンセリングの時に、「貴方は冷があるからとか血流が悪いから不妊になった」などと言われた場合、そんな理由だけで不妊にはなりません。不妊は、複雑な要因が重なり合って起こりますので、単純な理屈で施術を行っても妊娠には至りません。

東京都内で数ある鍼灸院の中でも不妊鍼灸の専門院はそれほど多くありませんが、専門院であれば実際にどれくらいの症例数や妊娠成功数がホームページに記載されていますので参考にされて受診されることです。

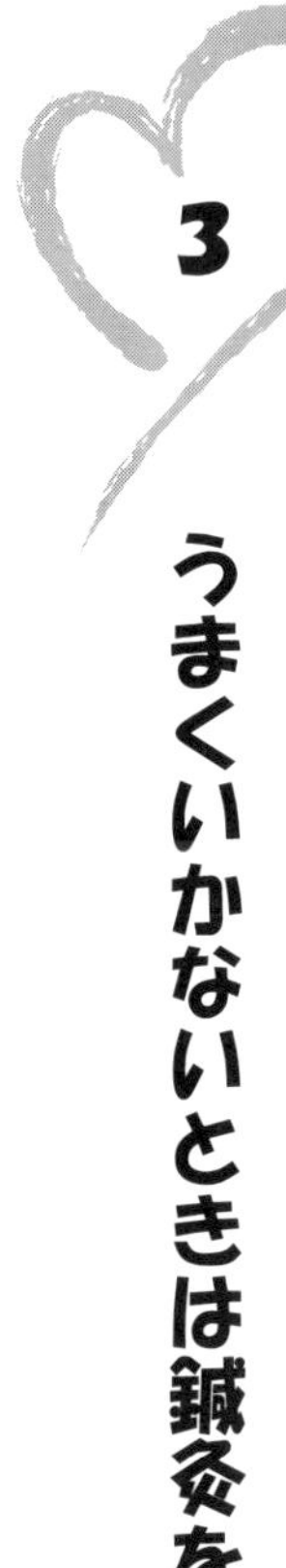

3 うまくいかないときは鍼灸を試せ！

(1) 数回の体外受精、顕微授精で着床しないときは鍼灸を試せ！

私の治療院に相談にみえる8割の患者さんは、体外受精や顕微授精で結果の出ない方になります。ご相談内容としては、「どうしていいグレードの受精卵を移植したのに着床しないのか」というお悩みが大半を占めています。

私の考えとして、子宮や卵巣は他の臓器と違い、性交渉が少ないあるいはないとすると、月に1回生理と排卵のときにしか働かない、そのような環境の中で赤ちゃんが欲しくなり、急に子宮や卵巣をフル回転させようとしても普段おとなしくしている臓器は働いてくれません。

そこに鍼灸施術をしていくと、次第に鍼灸特有の刺激や反応が子宮や卵巣を活性化させ、しっかりとした受け皿ができ、その状態から体外受精、顕微授精にチャレンジすると成功率は格段に上がります。また、ほとんどの方が抱える疲労やストレスで体を巡る経絡に歪みがおきています。ツボは経絡をつなぎ体各部のセンサーの役割をしていますから、ツボの鍼刺激で経絡を整えると、体にある滞りがなくなり気や血の流れが活発になり妊娠の受け入れ体制ができてきます。

(2) 採卵がうまくいかないときは鍼灸を試せ!

採卵をしても思うように個数が取れない方は数多にいらっしゃいます。

ＡＭＨが低いと採卵してもたくさんの卵子が取れません。採卵数が少ない理由からお薬の量を増やして卵巣刺激しても採卵数は極端には増えません。胚移植の回数を増やすには、1回の採卵で多くの卵子をキープして受精させ、凍結するほうが患者さんの身体的負担は軽くなります。

そこで、子宮や卵巣を通る経絡上に鍼灸施術を数か月間行うと、採卵数が増えることがあります。これは、血流の改善とともに子宮や卵巣を通る経絡上の刺激が卵巣を介して、卵子の活性化に影響を及ぼしていると考えられます。卵子は、気まぐれな性質から適度な刺激が卵子の発育にも有効と考えられるのです。中には、同じ卵巣刺激にもかかわらず、鍼灸施術をしている間に採卵数が増えた方は数多にいらっしゃいます。

（3）生理痛で悩んだら鍼灸を試せ！

患者さんも中には、生理痛で悩んでいる方も少なくありません。生理痛は、生理時に生理血を押し出すホルモンが子宮筋を収縮させるため痛みが起こります。生理痛は直接不妊に関係ありませんが、なぜか不妊施術の過程で生理痛が改善してくると妊娠率が上がります。

これは、鍼灸施術で血流の改善と子宮筋に柔軟性が出てきたことに加え、痛みで脳にかかるストレスが減ることで子宮環境が整うと考えられます。痛みでよく服用される鎮痛剤の効果とは異なる作用だと思います。
生理痛の改善が妊娠につながることもあることを覚えておきましょう。

第3章

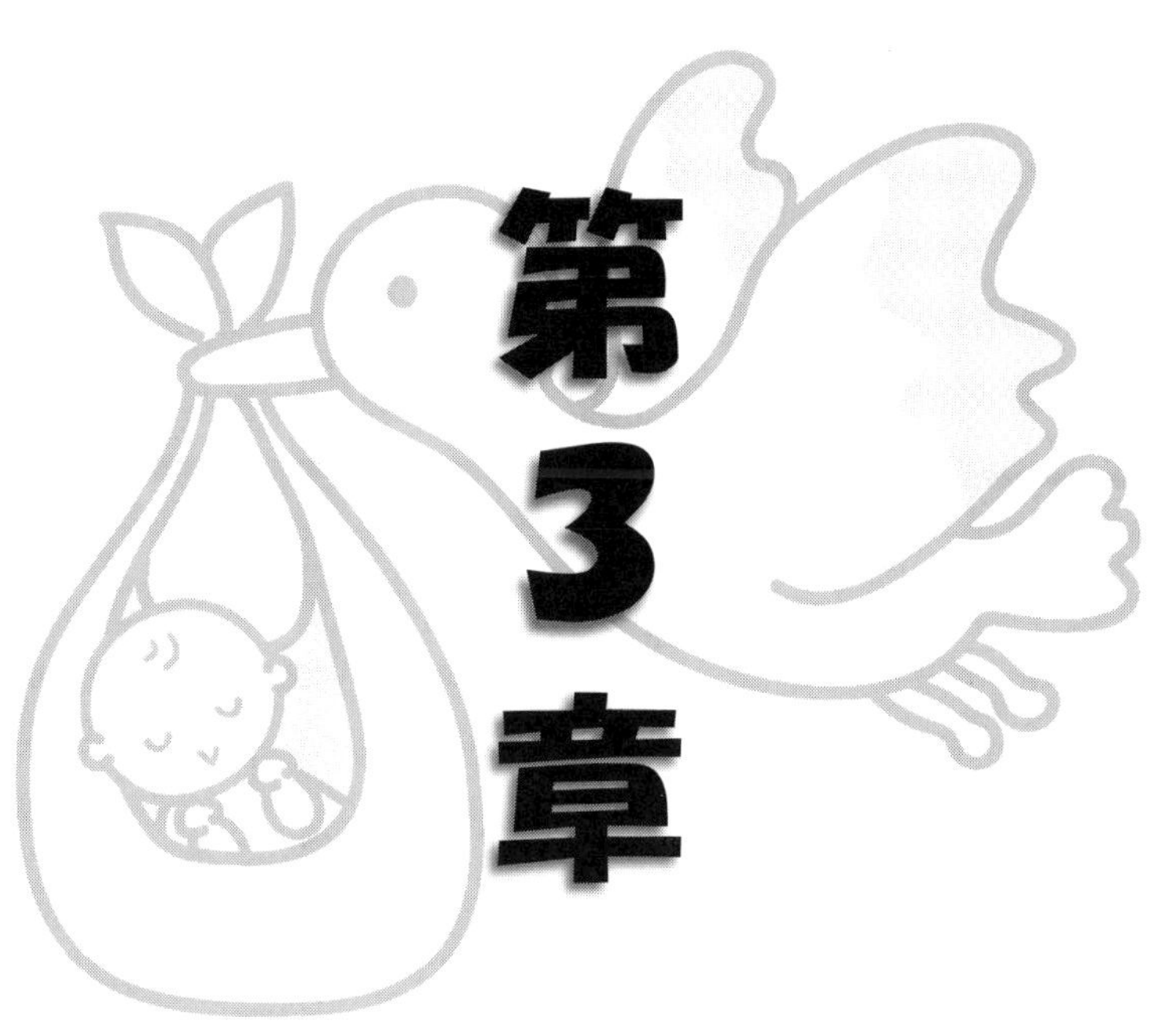

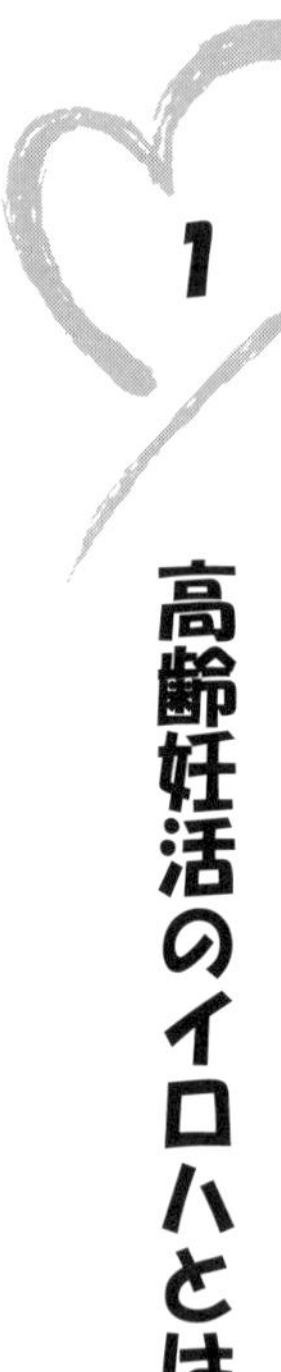

1　高齢妊活のイロハとは？

(1) 出産をゴールと考えた妊活を！

ＢＭＩが高いことや体が冷えると妊娠しにくいといわれていますが、肥満や冷え症があっても妊娠する時は妊娠します。しかし、その妊娠はラッキーな妊娠なのかもしれません。まず、肥満は糖質の過剰摂取が原因で、細胞にＡＧＥという焦げの物質が蓄積します。ＡＧＥは老化を促進します。不妊の多くは、老化現象によって妊娠機能がパワーダウンして起こりますから、ＡＧＥの蓄積が多いほど不妊を助長させてしまうということになります。

また、妊娠後期になると妊娠高血圧症や妊娠糖尿病、難産のリスクは急激に上がります。

女性に冷え性が多いのは、男性より筋肉が細いことや冷えやすい体質があるからです。子宮や卵巣の周りにはたくさんの血管が流れていますが、冷えで血管が細くなれば血液から補給される酸素や栄養の供給量が減ってしまい、卵子の生育に悪影響を及ぼしてしまいます。また、いつも体が冷えていると体調を崩しやすい状態が続くため、その状態が不妊体質になってしまうということになります。

着床は、一つの通過点で最終ゴールは出産ですが、その間、体にはつわりを始め多種多様の不快症状が現れてきますので、妊活中は、肥満や冷えなど体にあるマイナス要因をできるだけ改善しておくことが重要です。

食生活をたんぱく食中心にすると、ＢＭＩは徐々に標準値になっていきます。また、冷え性は、適度な有酸素運動や市販のお灸を使い、ご自宅で灸施術行うことで症状の改善がみられることが分かっています。妊活中に肥満や冷えなどを改善し着床から出産に向かうことがリスクヘッジになります。

(2) 高齢妊活、夫の心構え

不妊治療を受ける際、夫は自分の精子になんら問題はなく妊娠しないのは妻側に何か原因があると考えている方が少なくありません。その感性は未だに男性優位の思考があるからで、妻との意識のギャップが生じてしまいます。しかし、男性不妊が増えている背景もあり、夫が精子検査の結果で衰えや受精能力がないという結果が出ると、そこで夫が自分の生殖機能が妻の妊娠に影響を及ぼしていることを初めて知ります。

精子は生涯作られますが、夫も高齢になれば質が悪くなることも数多にあるわけです。また、男性のほとんどは、生殖の成り立ちには関心がなく、適当に性交渉を行えば妊娠すると思っています。不妊治療で男性は精子提供で済みますが、女性は内診からホルモンコントロール、採卵、胚移植まで身を削る思いがあることを忘れてはなりません。

そのような過程で、何度となく胚移植を繰り返していても妊娠しないと、妻は夫に対して申し訳ないという思いが募り始めることがあります。それは、通院や毎回の精子提供で夫に負担をかけているのではないかということです。とくに、高齢の不妊治療は持久戦になることから時間の経過とともに夫婦間で妊活に対する意見の相違が現れ、妊活にピリオドを打とうと考える夫婦も見受けられます。その時期がいつ訪れるかは夫婦次第ですが、夫が妻の心を汲み取りながら、夫自身の胸の内をはっきりさせて妻を応援していかないと、いつまでも先の見えない妊活が続き妻は疲弊していくことになります。

（3）人の遺伝子は千差万別

不妊患者さんでよく聞かれることがあります。兄弟や姉妹に赤ちゃんができると「なんで同じ両親なのに私は授からないの・・・」と悩まれる方が少なくありません。人の遺伝子は同じ配列をしたものはありません。両親から生まれた赤ちゃんも両親の遺伝子を一部受け継いでいますが、すべて同じではありません。同じようでも人は自分の配列で作られた遺伝子を持って生まれてきます。つまり両親や兄弟と似ているだけということなのです。

自然妊娠の受精は、子宮内特有のシステムが働きます。人の体は外からばい菌などの異物が入ってくるとそれらを排除しようとして免疫が働きますが、子宮内では、精子を排除せずに受け入れてくれる免疫寛容（めんえきかんよう）というシステムが備わっています。

受精卵が作られるには、精子と卵子の遺伝子がうまく融合することが条件ですが、お互いに赤の他人だった遺伝子を受け入れること自体が奇跡的といわれています。つまり、受精から妊娠までは極めて複雑な過程があり、同じようだから似ているとかにこだわることは嫉妬にしかなりません。アメリカで活動した牧師で作家のジョセフマーフィーの格言に「人は自信のないときに嫉妬する」があります。人の体質、体格、性格はすべて異なり千差万別なことを頭に入れて妊活を進めることです。

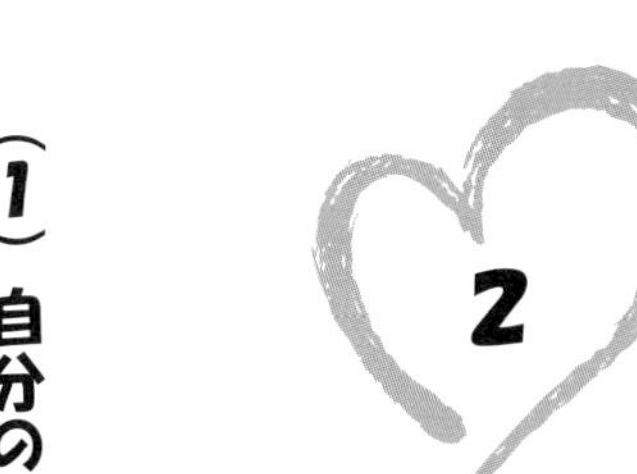

2 今自分がどこにいるのか？

(1) 自分の体を知っての妊活

私の治療院の患者さんの相談の中で30代後半から40代で妊活を始め、タイミング法で妊娠を希望される方もいらっしゃいます。一般的にこの年齢での自然妊娠の確率は20%以下と言われています。実際この年代で自然妊娠する方はいますし、同じ年代で妊娠、出産した方がいるから、私も同じように妊娠すると思っているのかもしれません。

高齢の夫婦で妊活を始めて間もないことから生殖に関しての知識があまりなく、ブライダルチェックで問題ないことから、タイミング法だけで妊娠できると考えている方も少なくありません。しかし、30代後半で確率の低い自然妊娠を目指して時間を費やすと、すぐに40代に突入してしまいます。40代の妊活は過酷な治療をしていかなければならない可能性があります。赤ちゃんを授かるには自然妊娠がいいに越したことはありませんが、高齢妊活には、たくさんの障壁があり厳しい現実が待っています。

10代後半や20代の方の大半が希望する時期に妊娠するのは、比較的性交渉が多いことや子宮や卵巣、ホルモン値の状態がいいことと体全体の力が落ちていないからです。ところが、20代で結婚して赤ちゃんまだはいいかと避妊して30代になったとします。女性は30代ならバイタリティーやモチベーションも高く肌艶も極上の輝きを見せています。しかし、それとは裏腹に体の中の生殖機能は徐々に衰えてきます。

それは、一般的に言われている35歳が不妊のターニングポイントではなく、30代に突入したら誰でも起こり得ることなのです。いざ、妊活を始めると思うように妊娠出来ないと思ったら放置せず、まずは、自分のＡＭＨやホルモン、排卵の状態、子宮内の病変の有無、夫の精子の質などを事細かに検査して早めの判断でステップアップを心掛けて妊活を進めていくことが重要です。

また、婚期が遅くなり30代後半から40代で妊活を始めたなら、間髪入れずに不妊クリニックを受診して夫婦の生殖機能が、今どのような状態なのかをしっかりと把握しておかないと、過酷な不妊治療が始まり最終的には後悔しか残らなくなります。人の体は年齢を追うごとにあらゆる臓器がどんどん劣化していきます。そのことを理解せずそのうち妊娠する、また不妊治療を受ければ妊娠できるとは限りません。40代になって、糖質大好き、脚の冷えが強く、睡眠不足、ストレスはＭＡＸでは妊娠力は激減します。体が妊活で悲鳴をあげる前に自分に合った体づくりをすることです。過去は後戻りできませんが、未来はいくらでも変えることができるのです。

誰でも経験があると思いますが、体のどこかが痛いときや倦怠感があるとき、気分が悪いときに、何かしなければならないことがあっても、本当の力は出せないと思います。それは、体の中で今は体調が悪くていつもの力は発揮できないから無理をするなというサインなのです。しかし、一時的な体調不良なら体は元の状態に戻りますが、体の不調が常態化していくと体は徐々に衰えて慢性的な体調不良を抱えることになり、元の健康状態には戻らなくなっていきます。

プロ野球選手は、わずかな体調不良やケガでもすぐに休養します。彼らは休養して寝転んでいるわけではありません。休養期間は、食生活の改善やボディメンテナンスを徹底的に行い、体調を万全にして現場に復帰しているのです。それは、彼らの仕事は体が資本だからなのです。妊娠も体が資本ですから落ち込んだ状態では、どんなにいい治療を受けても結果は自ずと知れています。

（2）低ＡＭＨ症候群からの脱却

低ＡＭＨ症候群とは、患者さんが低ＡＭＨと診断されたとき、そのことが頭から離れないことを指した私なりの解釈です。

第一章3の（1）でも触れましたが、体外受精や顕微授精にチャレンジする前にクリニックでは卵巣内の卵の残数をＡＭＨ検査で評価します。患者さんがドクターから低ＡＭＨと告げられると誰もが卵の残数が少ない、採卵しても卵が取れにくい、卵が枯渇して閉経するかもしれないと不安になり、なんとかＡＭＨが高くならないかと試行錯誤する日々が始まります。

私が施術をしてきた不妊患者さんは、優に1000名を超えていますが、その中でドクターから「あなたは、AMH値が0に近く残念ながら妊娠は出来ない」と言われた30代後半の方が一人だけいました。その方は、妊活を断念したと記憶しています。しかし、私が今まで診てきた数多の患者さんのほとんどは、AMH値が0・2や0・5の低値でも妊活を続けています。

確かに卵巣にある卵は、毎日消費され年を追うごとに減り閉経を迎えますが、低AMHは卵が少ないということで卵が無いわけではありません。ですから不要なマイナス思考はやめて、卵はまだあるから大丈夫と考えていくことに加え自分にベストな卵巣刺激をすることで採卵から妊娠される方は数多にいるという現実を知ることの方が大切です。

抑うつ・情緒不安定
頭痛・めまい
むくみ
乳房・お腹の張り
女性の不調
生理・PMS

イライラ・怒りの爆発

眠気・集中力の低下

下腹痛・腹部膨満

過食

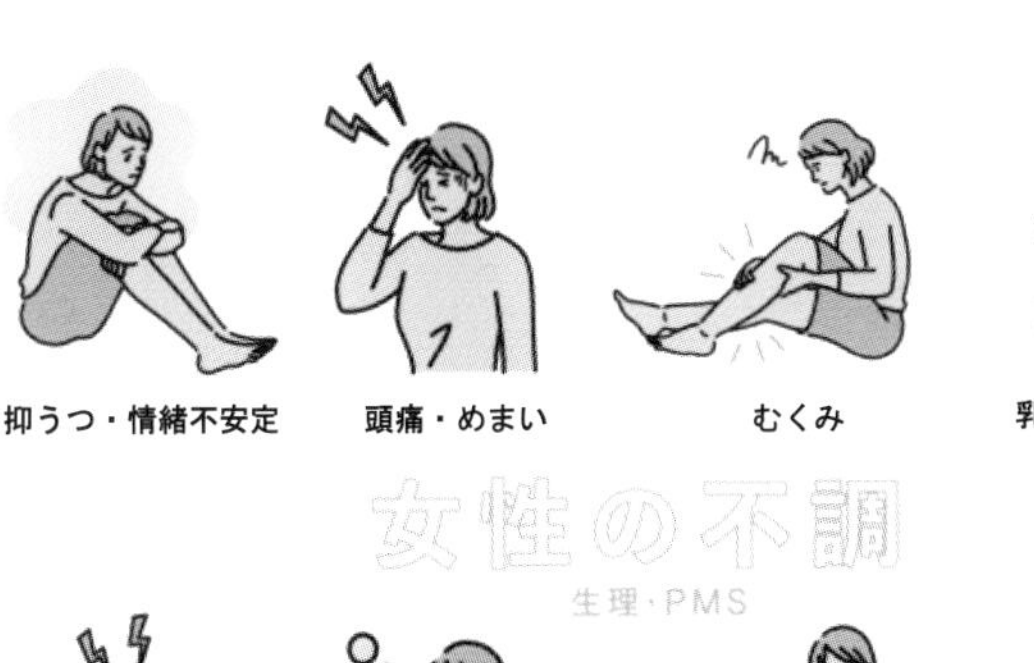

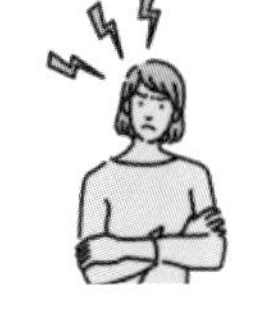

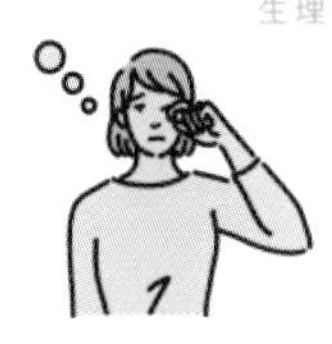

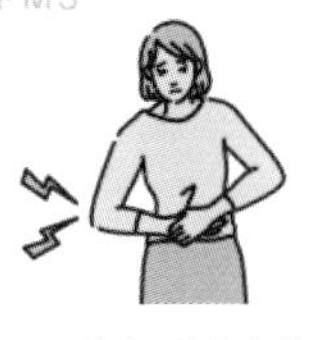

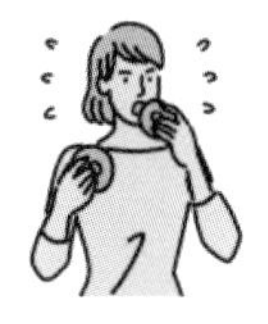

妊活ストレス

低ＡＭＨ症候群は、マイナス思考の最たるもので、採卵の足かせになりますので払拭するように心掛けていきましょう。

（3）二人目だったら35歳過ぎても大丈夫は間違い！

私の治療院では、二人目の赤ちゃんを希望しているが妊娠しない、いわゆる二人目不妊の患者さんも相談にみえます。

二人目の妊活には大きく分けて二通りのパターンがあります。一つ目は、一人目が自然妊娠だから二人目も自然妊娠するだろうと考えている方で、30代前の比較的若い年齢の方に多くみられます。一般的に自然妊娠された方は、適度な性交渉で赤ちゃんを授かったので、夫婦とも妊活に対する知識が乏しいことがあり、二人目も当たり前のように授かると考えている傾向があります。

仮に20代後半で一人目を授かったとします。そこから、妻は初めて経験する赤ちゃんのお世話で毎日てんてこ舞いになり、生活のサイクルや物事の考え方が大きく変化していきます。

そして、二人目を希望する時期が30代になると子づくりだけのための希薄な性交渉やホルモンバランスの乱れ、様々なストレスなどが引き金となり思うような妊活が進まなくなる方が少なくありません。

二つ目は、一人目を不妊治療で授かったので、二人目も不妊治療をしないと授からないと考えている方です。私の治療院にご相談に見える第二子希望の患者さんのほとんどが30代半ばから40代の方で、不妊治療で一人目を授かり、そこから一年～二年の期間を空けて、妊活を始め当初から不妊クリニックで治療をしています。

自然妊娠された方と異なる点は、タイミング法や人工授精にチャレンジしたが妊娠には至らず、体外受精や顕微授精で一人目を授かったことから早い時点で不妊治療を開始しています。

両者の共通点は、二人目希望年齢が35歳半ばから後半にかけて始めていることが多く見られることから、妊孕力（妊娠できる力）が下降する35歳以降と合致し、二人目不妊も年齢によって引き起こされると考えられます。

そのようなことから一人目が自然妊娠、不妊治療による妊娠に関わらず、35歳のターニングポイントを超えた時点で誰でもが不妊のリスクを抱えていることと、一人目出産後の体質の変化によって、妊娠に必要不可欠な卵胞刺激ホルモン、黄体形成ホルモン、卵胞ホルモン、黄体ホルモンのバランスの乱れや排卵の有無、子宮環境、体重のアップダウン、ご主人に関しては精子の状態などを改めて再検査することが重要になります。

「二人目だったら35歳過ぎても大丈夫」は、たまたまそのような流れで妊娠した方の風説に過ぎません。正しい知識と今のご自分の体の状態がどうなのかを良く知り妊活を進めることです。

第4章

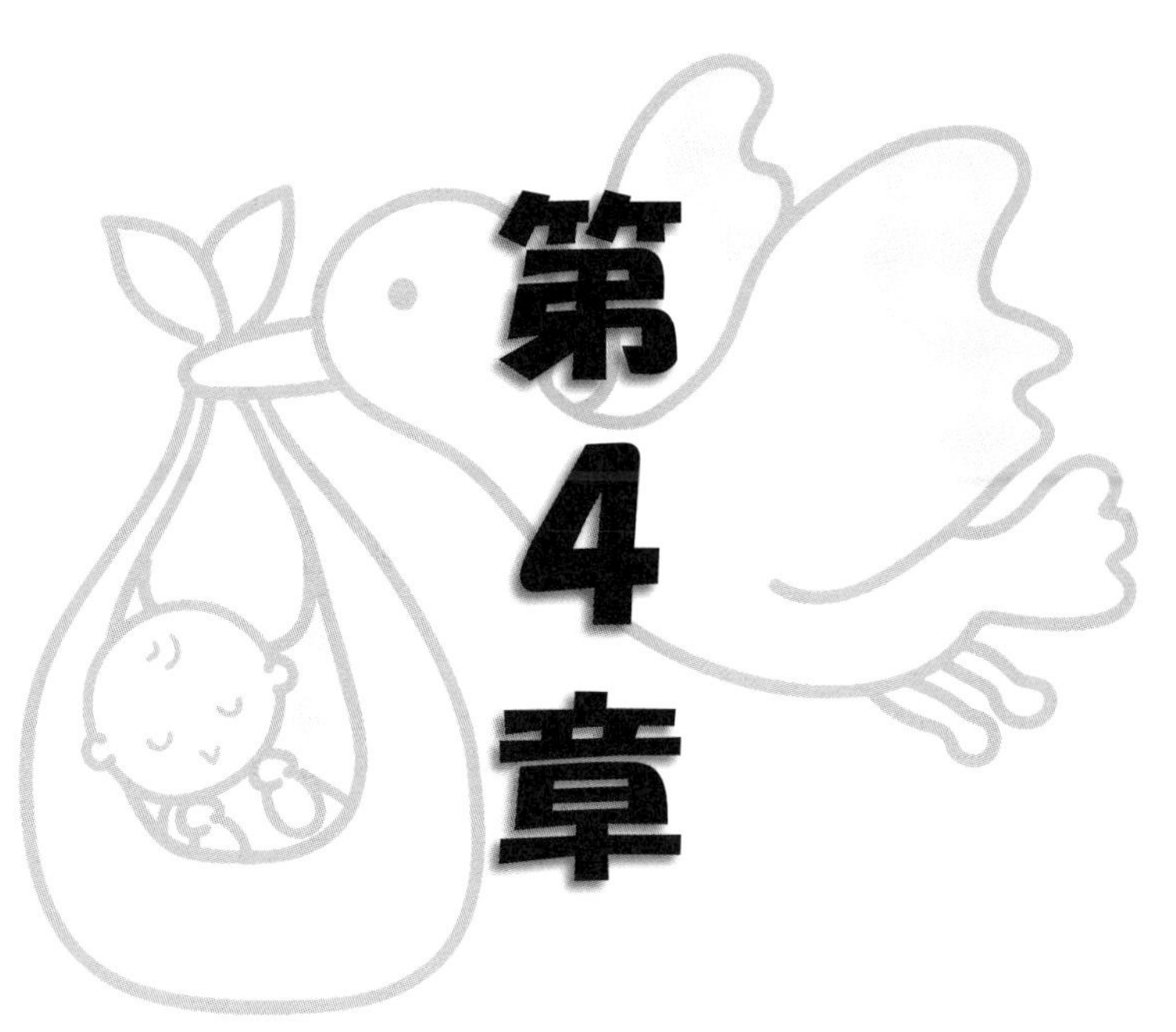

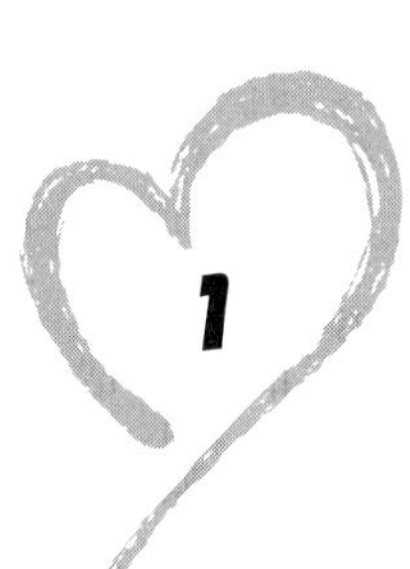

1 不妊クリニック ナチュラルアートクリニック日本橋とは？

ナチュラルアートクリニック日本橋（以下ＮＡＣ）は、東京都中央区日本橋に院を構え、理事長寺元章吉先生、院長長田尚夫先生、勤務ドクター、スタッフからなる大手不妊クリニックです。

令和４年10月にＮＡＣ理事長、寺元章吉先生からＮＡＣのオリジナル治療、ＮＡＣメソッド、これからの不妊治療に関してお話を伺うことができました。

そもそも日本の体外受精や顕微授精はどうやって広がったのか？

高度生殖補助医療の体外受精や顕微授精は、１９８０年代に東北地方の病院で盛んに研究が行われていました。１９８３年東北大学で日本初の体外受精、続いて１９８４年福島県立医科大学で顕微授精が成功しました。高度生殖補助医療はそこから関東地方、全国に広がり、開業医が中心に欧米方式の高刺激法から採卵、胚移植が一般的な治療となり、現在に至っています。

寺元先生は、自然周期、低刺激法の元祖といわれる加藤レディースクリニック（東京都新宿区）の創始者、故、加藤修先生の元で副院長として診療にあたり研究、技術を研鑽され２０１６年2月にＮＡＣを開設されましたが、その後も採卵や培養、胚移植などの研究を進め独自の理論と技術でＮＡＣメソッドを確立し自然周期・低刺激のパイオニアとして日々診療にあたっています。

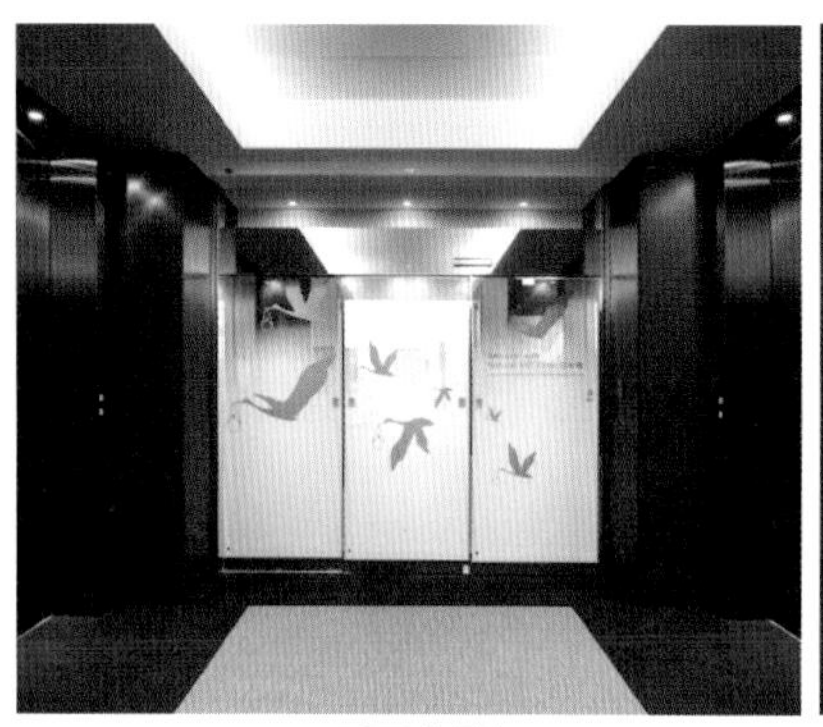

正面玄関

エントランス

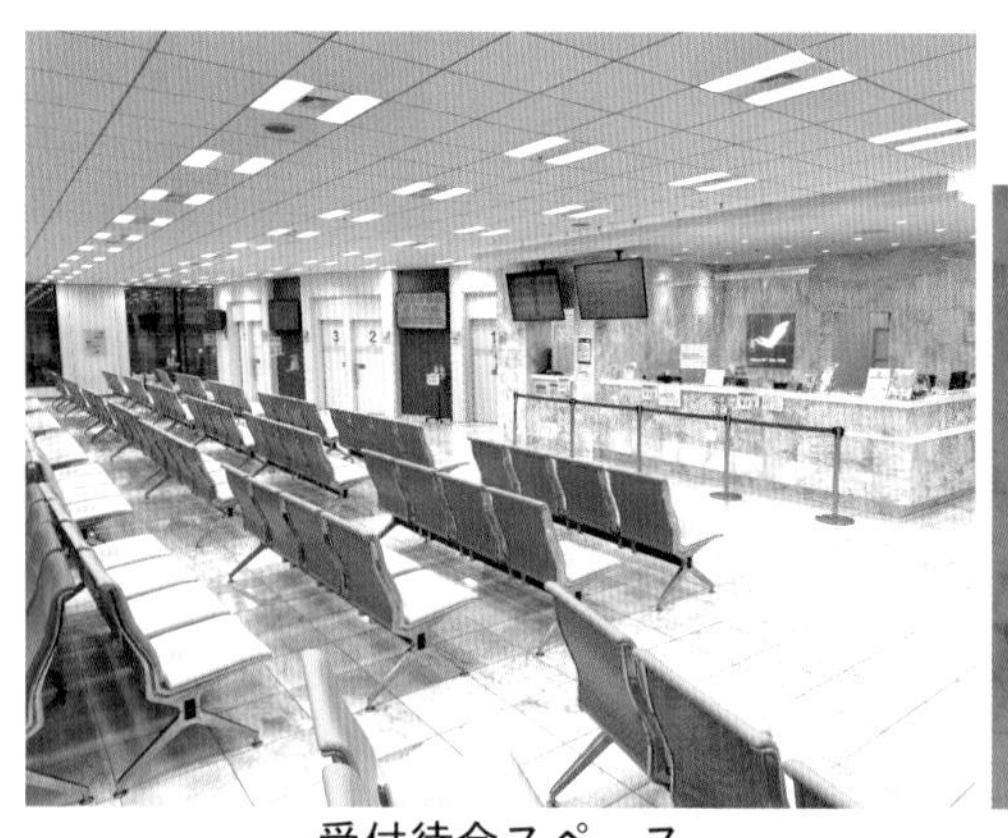

受付待合スペース

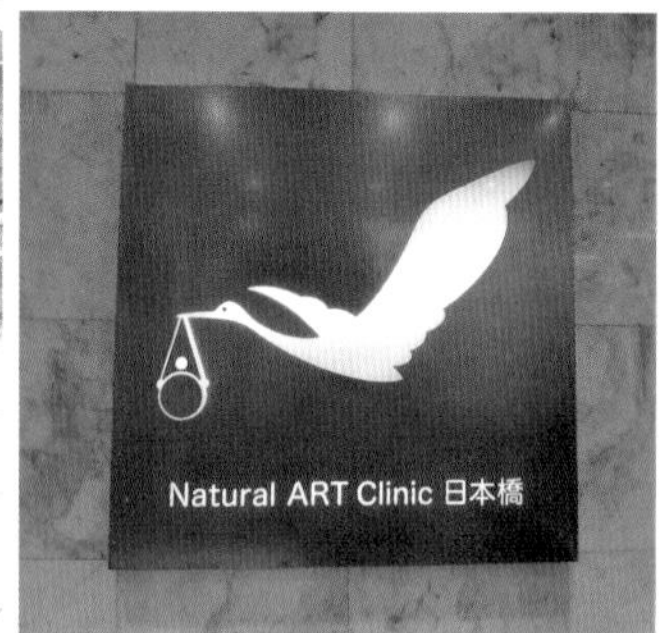

サインボード

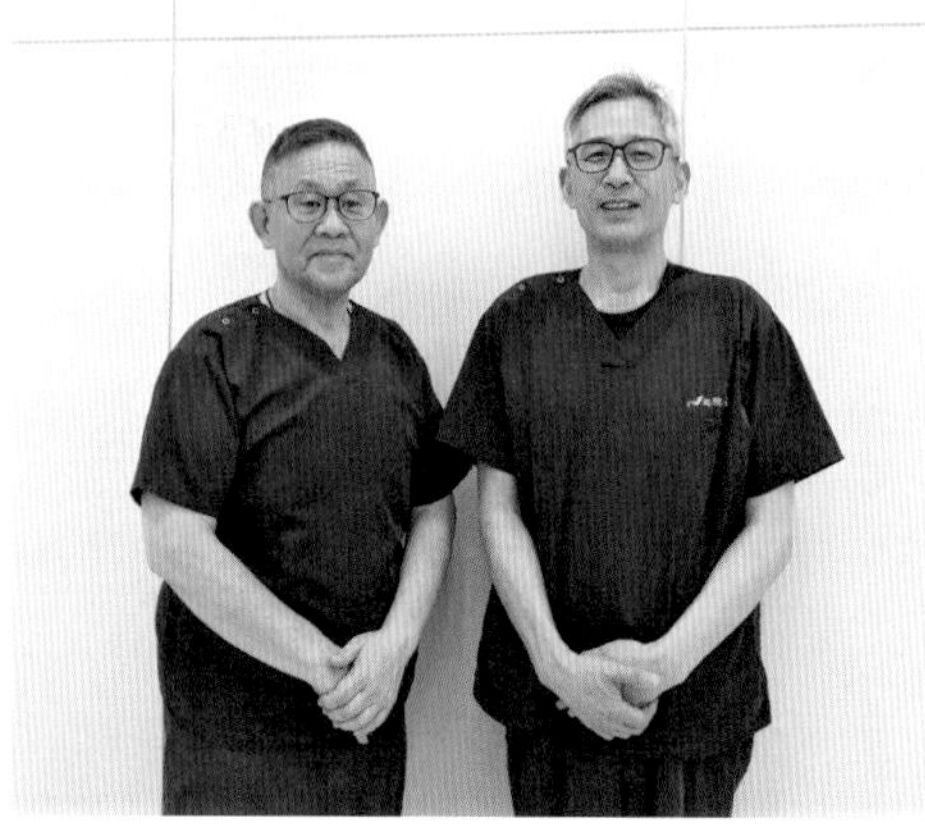

私（左）と理事長寺元先生（右）

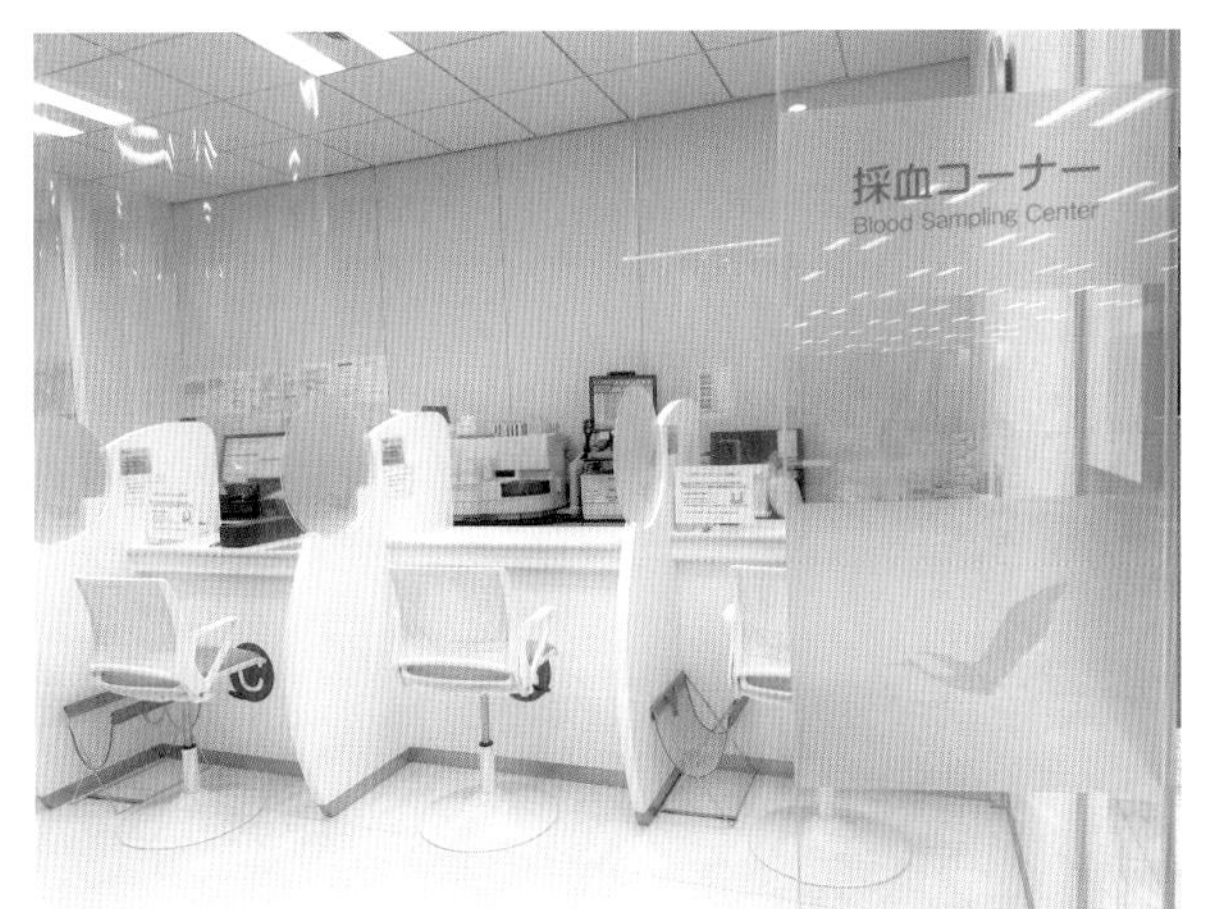

採血コーナー

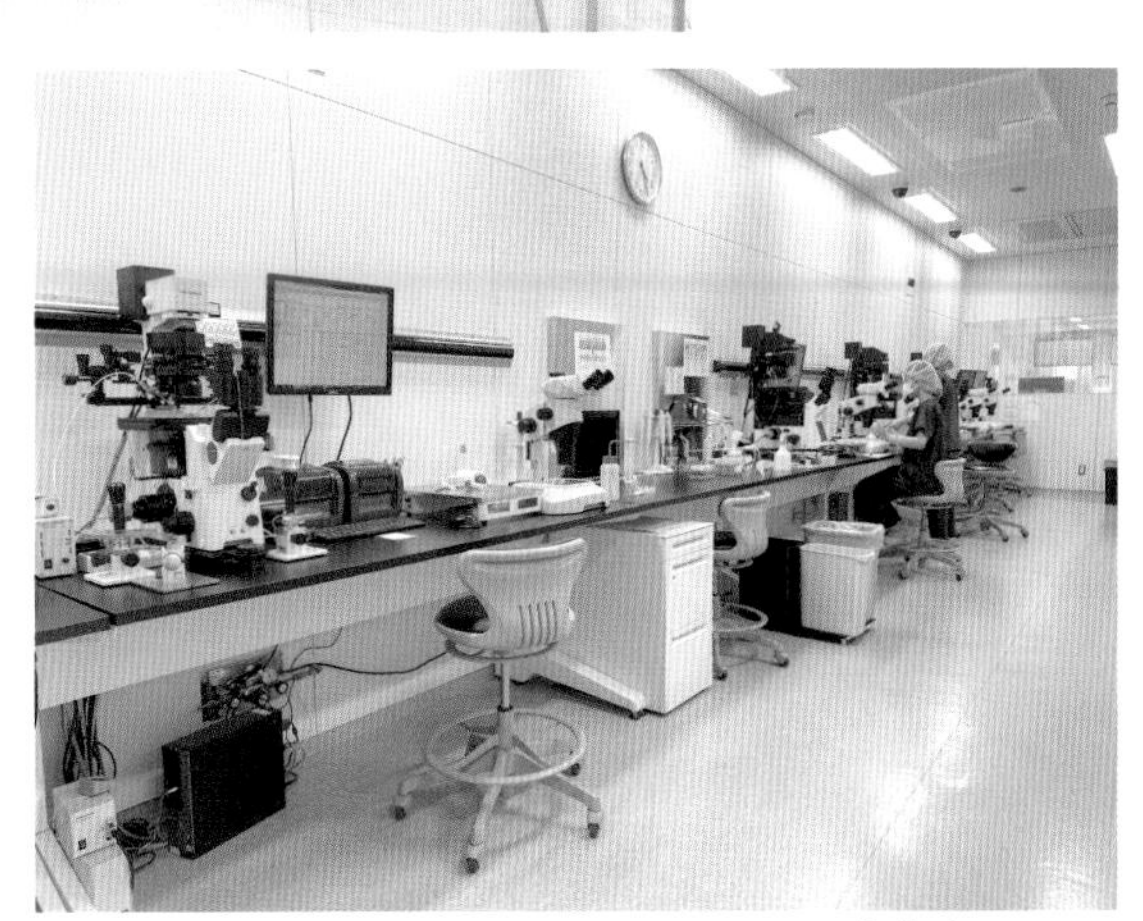

培養室

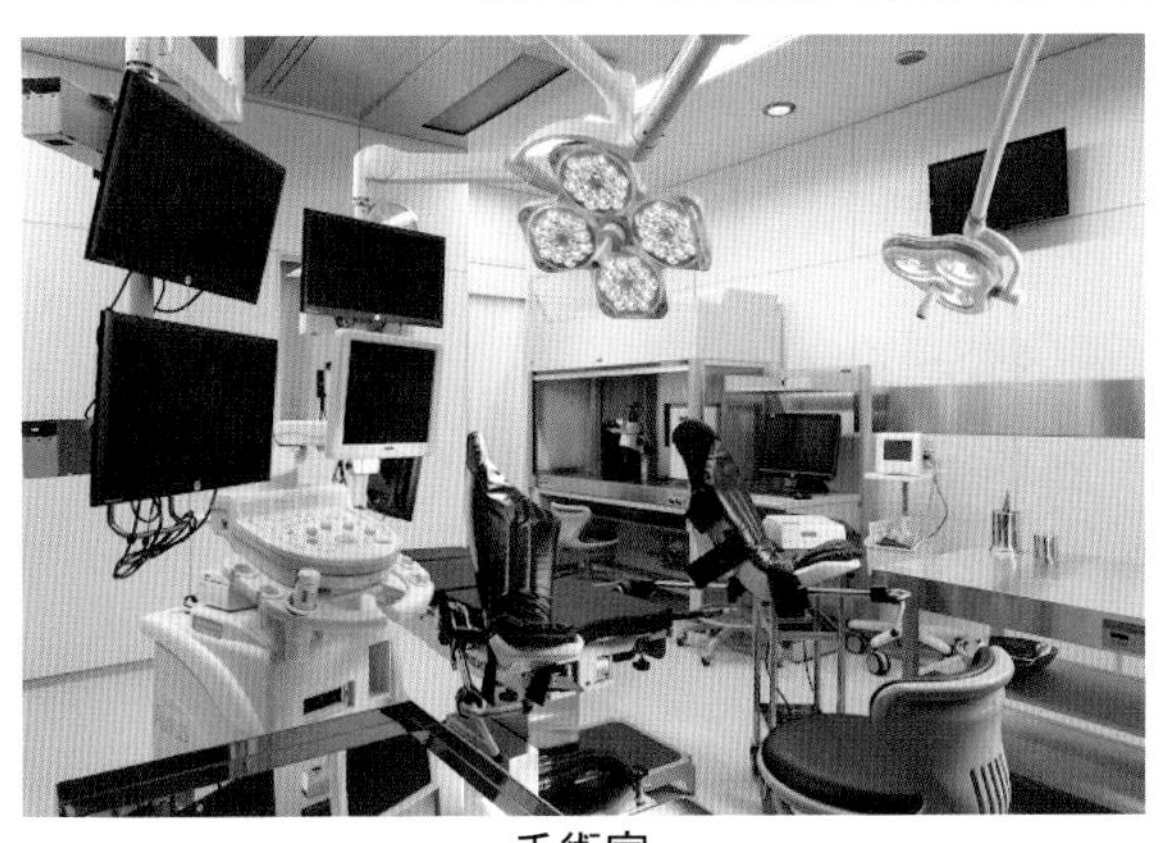

手術室

①NACのこだわりとは？

採卵を行う時、ほとんどの場合お薬（排卵誘発剤）を使い卵巣刺激をしますが、なぜでしょう？　それは、たくさんのお薬を使い卵巣刺激を行うことで、多くの卵子が取れて凍結できた数だけ胚移植ができ、その結果着床する胚が増えるだろうと考えるからです。

しかし、その患者さんのその時の卵巣の状態を知らずに、卵巣刺激を行うということが果たして患者さんにとって有益なのでしょうか？　患者さんの中には、お薬の刺激や採卵によっては卵巣の腫れや出血、腹水など体調不良が顕著に出るにもかかわらず、良い胚がほとんど採れない方も少なくありません。

もちろん、不足している部分はお薬で補っていかなければなりませんが、その患者さん個々が抱えている原因を追究せずにパターン化した刺激はかえって卵巣を疲弊させてしまいます。まずは、今その患者さんの卵巣がどのような原因で排卵しないのか、お薬が必要であればどのくらいの量が必要なのかをよく観察して、「卵巣の声を聞く」ことから治療を進めていくことが重要になります。

また、不妊治療は通常の医療とは隔たりがあることを否めません。たとえば、生存が厳しいと言われるステージ４のガン治療は、どのような状態になっても、その患者さんが命尽きるまで最善を尽くしますが、お薬に反応しなくなってくる高齢の不妊患者さんに対しては、国、医療者はあまり積極的でなく見捨てる傾向があります。医療の本質は医療資源を駆使して患者さんを救うことにあります。そのことから、国や医療者はもっと高齢不妊の患者さんに対する制度や治療を手厚くするべきです。

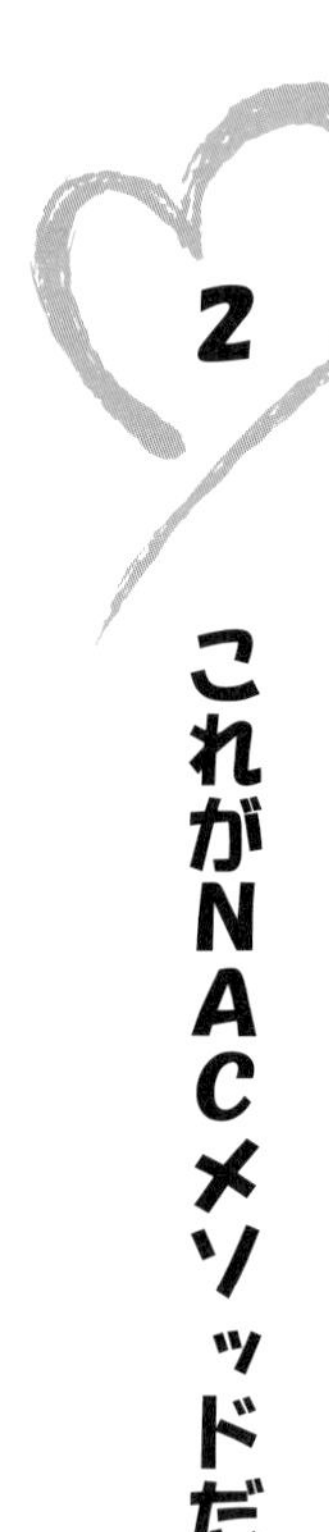

2 これがNACメソッドだ！

（1）NACの主小同時採卵がスゴイ！

一般的に採卵を行う際は、卵巣刺激をして卵子を育てていきますが、卵巣刺激をしても卵巣内にあるそれぞれの卵子の大きさが異なっているため、成長速度に差が出てしまい、すべての卵子が同じように大きくなりません。その結果、大きくならなかった卵胞の卵子は、たとえ良い卵子であっても採卵されず採り残されてしまうのです。

そこでNACでは、10年以上前から採卵法の改良を進めながら、自然周期で多くの卵子を採る方法、主小同時採卵法を考案しました。これは、主席卵胞と同時に周囲にある小卵胞も同時に採る方法で実際、主席卵胞（大きくなった卵胞）では80％、小卵胞（小さいままの卵胞）では60％の回収率があり、卵巣刺激を加えた場合よりも多くの採取数を可能にしています。

たとえで言いますと、学校で教師が勉強できる生徒ばかり面倒を見て、落ちこぼれた生徒は放っておいたら教育機関として成り立ちません。そこで教師は意識を変えて、勉強ができる生徒も落ちこぼれた生徒も一緒に面倒見ると言った発想が主小同時採卵になるのです。

卵子1個の妊娠率は約3％と考えた時、自然周期で採卵数が増えることは胚移植を行う際断然有利になるわけです。

（2）NAC考案の採卵針がスゴイ！

たくさんのお薬を使って卵巣刺激をすれば、たくさんの卵子が採れるという考えが一般的にありますが、それは間違いです。先にも説明したように、お薬に反応する卵胞（卵子を入れている袋）としない卵胞があり、刺激をしても反応がまばらになり大きさに不揃いが出てくるから、および、良好な卵子が必ずしも、お薬に反応した卵胞に含まれているとは限らないからです。

また、お薬の刺激が強いと発育差が大きくなる傾向にあり、いい卵子を取り残すことが増えます。そこでＮＡＣでは、自然周期で大小全ての卵子を採れないかと考えたのです。ただ、通常の採卵針では小さな卵胞から卵子を採ることは困難なことから、２０１６年にＮＡＣ独自の小さな卵胞用の採卵針、ダブルデーパー針を開発し特許を取得しました。ダブルデーパー針は、細いだけでなく採卵操作がスムーズで5ミリ以下の卵胞の卵子のダメージを極力軽減した採卵が可能で、かつ出血や痛みを最小限に抑えることができるなど多くの利点をもつスーパー採卵針なのです。

このＮＡＣダブルデーパー針によって、主席卵胞と同時に小卵胞を大小に関係なく採卵できます。それは小卵胞の中の将来的に赤ちゃんになれる可能性がある卵子を見捨てないという画期的な考えに基づいているのです。さらに、ＮＡＣでは採卵を行う際には、排卵寸前の最も成熟度の高い卵子を採ることに細心の注意と技術を注いでいます。そのため、主席卵胞がどの時点で成熟するかを見極めることが最も重要であり、とくに排卵させるホルモンのＬＨ（黄体形成ホルモン）とＰ４（プロゲステロン）の上昇がカギを握っています。主席卵胞の成熟が進行すると同時に小卵胞の成熟度が増してくるので成熟の指標となるホルモンを正確に観察し、ベストタイミングの採卵することが重要になります。

しかし、世界のＡＲＴ関係者は、この真実を未だ懐疑的に考えていることが残念で仕方ありません。体の負担が少なく高いお薬を使わず、そしていい卵子の取り残しがない、ＮＡＣのダブルデーパー針による主小同時採卵は、年齢や卵巣の状態を問わないなどまさにローリスクハイリターンであり、現在のＡＲＴの多くの問題点を解決しているのです。

（３）ＮＡＣの精子検査がスゴイ！

精液検査で直進率や運動率、濃度などの項目がＷＨＯの基準をクリアしていれば受精能力があるとされていますが、近年男性不妊の増加が著しくさらに詳細な検査が必要とされています。通常の精液検査は、数日から一週間ほどの禁欲した精子を解析し能力を判断しますが、ＮＡＣでは禁欲した精子ではなく射精調整という3日ごと2回に射精した後、３

回目の射精の精子を解析します。一般的な採卵の時に精子を採る方法ですと採卵日と射精間隔を最良のタイミングで一致させることができず、精子のコンディションに良し悪しが出てしまうからです。

ＮＡＣの過去のデータからも射精調整で得た精子が最も受精率が高いと示されています。精子の解析は、ＳＭＡＳ（スマス・精子運動解析システム）を使用して行いますが、細かいデータの引き出しが難しいことから、ＮＡＣではオリジナルのソフトを用いて解析をすることで、精子一匹一匹の直進速度を詳細に引き出しさらに良質な精子の分別を可能にしています。

また、一般的には精子を顕微鏡で目視し形態の優劣を判断していますが、ＮＡＣでは精製した精子の中で使える精子の頭部と尾部に焦点深度を合わせ、１０００倍の顕微鏡で観察します。こうすることにより、頭と尾部の微細な損傷や形態異常がある精子を排除することができ、最良の精子を選別できます。これにＮＡＣ独自のイムジー法を行いより高い確率で良好精子を受精させるようにしています。

運動精子の選別には、ミグリス法とセパレーター法を採用しています。セパレーター法は、遠心分離器を使い重い精子を集める方法、ミグリス法は、特殊な容器に備えられたフィルターに精子を通して運動性のいい精子を選別する方法です。どちらの方法も一長一短があり、ＮＡＣではよりいい精子を回収できる方法を使っています。精子の形態から選別するとセパレーター法、運動能力から選別するとミグリス法が優位な成績をあげる傾向にありますが、実際にはＤＦＩ（精子ＤＮＡ断片化指数）なども含めて総合的に判断します。

ＮＡＣでは、射精調整ＳＭＡＳ、ＤＦＩ、セパレーター法、ミグリス法から最も優れた精子を選定し受精能力を最大限に引き出すようにしています。精子検査では世界でもトップクラスの技術と設備を備えているでしょう。

（４）ＮＡＣのベストタイミング媒精法とは？

自然な受精では脳から排卵指示が出た後、わずかな時間の中で卵子は成熟し、受精することになります。自然妊娠は、そこに何か神がかった自然の調整が起こり成立すると考えられています。ところが、採卵は人の手によって行われるため、人の都合に左右されてしまうことが多々見られます。たとえば、排卵してしまうと困るので、卵子が成熟する前に採卵してしまうこともあるのです。そうなると、本当にその卵子が万全な状態で受精することができるのか分からなくなってしまいます。

卵子は、成熟すると分裂を始め、必要ない核（極体）を放出しますが、多くはこの状態で培養して受精卵を作ります。NACではその卵子の状態で完全に成熟しているか判断できていないとして、まだ精子を受精させません。染色体の配分や細胞分裂のコントロールをする紡錘体の成熟度を時間単位で観察して完全に卵子が成熟した時点でイムジーにより選別した最良の精子を使い受精させています。この過程を万全にすることで顕微授精の成功率は上昇していきます。

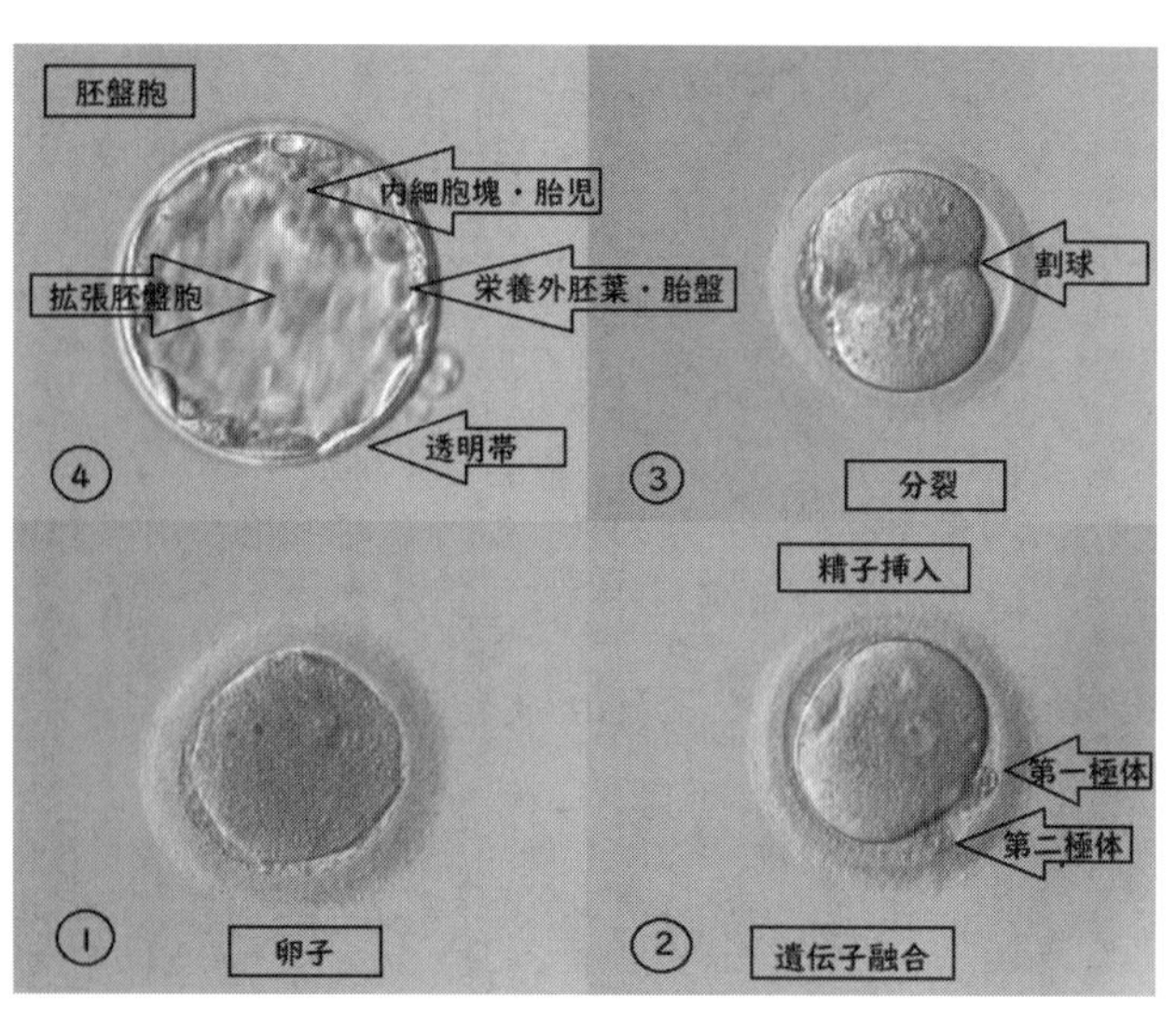

受精卵の成長

（５）ＮＡＣが基礎体温にこだわる理由とは？

今の生殖医療では、卵子を若返らせたり分割能力を高くすることはできません。そこで、質の悪くなった卵子を質のいい卵子に変えたいという考えで悩むよりも、まずは良い卵子が育ってくる周期なのかどうかにこだわることが重要になります。毎月の生理周期に乱れが無く、前周期が正常なら今週期も、そして次周期も正常な周期となる可能性が高くなります。これは、卵胞が成熟する過程で、前周期の卵胞と次周期の卵胞とのつながりがとても重要な役割を果たしていることによります。

そして、周期で最も大切なのが後半の高温期です。高温期は、子宮内膜を厚くして受精卵の受け入れを万全にする黄体ホルモン（プロゲステロン）の分泌が盛んになります。つまり高温期がしっかりしていることは黄体の働きがいいということを意味します。

要約すると、前周期の主席卵胞の発育が良く排卵を促すホルモンのＬＨサージがあり、そして黄体の働きがしっかりしている、このバランスが卵子を育む卵胞にとり最も重要なポイントになります。この一連の流れを把握するには、数か月間紙ベースの基礎体温表を正確につけていく必要性があります。そうすることにより自分の卵巣の状態と卵胞の成長を知ることが出来るのです。

(6) NACのチョコレート嚢胞と子宮内膜ポリープのアプローチ法とは？

チョコレート嚢胞は、子宮内膜が卵巣内で増殖する病気です。チョコレート嚢胞がやっかいなのは、子宮内膜の表面から侵入してくるので卵巣にある原子卵胞を巻き込んでしまうことにあります。ですから無理に手術をして2年〜3年経つと卵巣機能が悪くなってしまうことがあるため、基本的には触らないことです。ただし、大きくなり過ぎたチョコレート嚢胞は子宮内膜症専門の病院での処置が望まれます。一方、卵巣嚢腫は卵巣の内側から出てきますので手術で治りやすくなります。

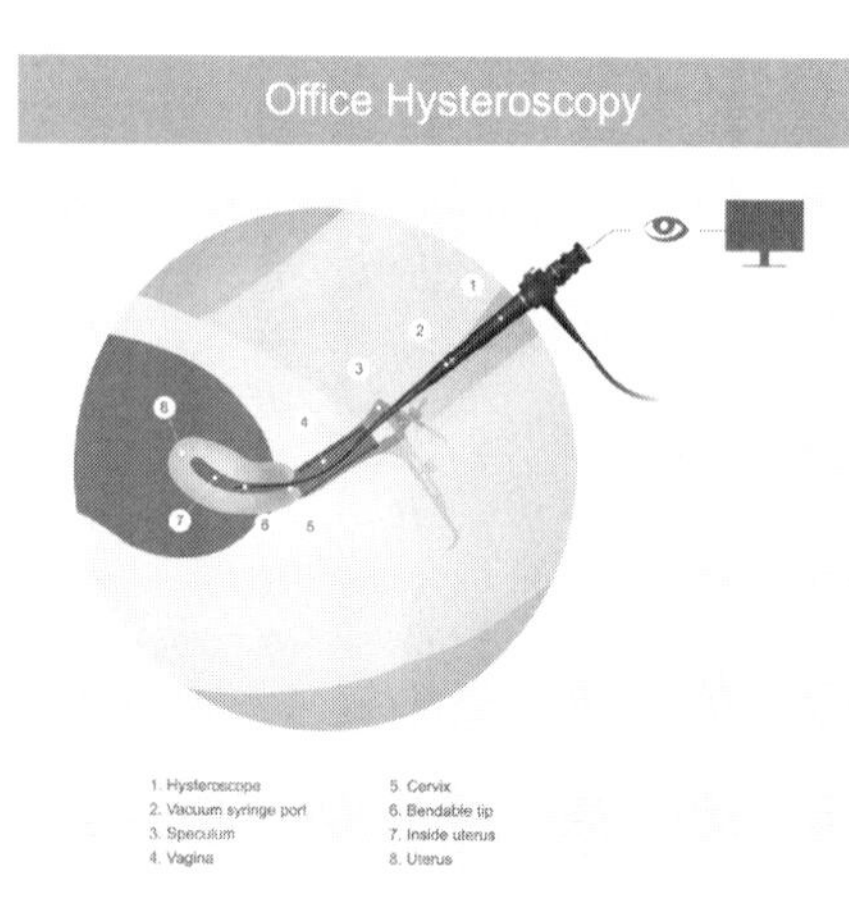

子宮鏡検査

子宮内のできもので最も多くみられるのが、子宮内膜ポリープです。一般的には子宮鏡で子宮内を観察しながら電気メスを使い取り除きますが、電気メスでは取り残しが出てしまうことがよくあります。もう一つの方法は、キューレットという穴が空いた棒状の器具を使いポリープを削り取る方法ですが、通常のキューレットを使って削り取ると子宮内膜が薄くなるリスクがあり、その後の妊娠に悪影響を及ぼすことがあります。その点ＮＡＣでは、子宮内膜の損傷を軽減するキューレットを独自に開発し、手術後、子宮内膜のダメージを最小限にするようにしています。

(7) NACのコンセプトとこれからの不妊治療のあり方とは？

一般的に妊娠希望で最初に行われるタイミング法は、主に超音波器で排卵を予測する卵胞チェックを行い性交渉の指導をしますが、実際毎回の卵胞チェックだけでは、妊娠する患者さんは多くありません。それは、その患者さんに漫然とタイミング指導をしているからです。よく見られるのが、クロミットという排卵誘発剤を頻繁に使いタイミング法を行うというやり方です。この方法の問題点は子宮内膜が薄くなり、頸管粘液の性状が不良となってしまうことで、かえって不妊を助長することになります。正しいタイミング指導を行うなら不要な投薬はせず基礎体温の計測やホルモンの状態、フーナー検査（性交渉後頸管粘液にどれくらいの精子がいるかの検査）を細かに把握し、他に何か原因がないか掘り下げていく必要があります。

また、女性は自然に妊娠する能力を持っていますから、本来ならその力を発揮させて妊娠することが自然と言えます。繰り返しになりますが、たくさんのお薬を使って排卵をさせると子宮内膜の厚さが適切にならず頸管粘液が出にくくなり、体の妊娠する力が弱って不妊体質になるので、お薬だけに頼るのは良くありません。全身から子宮や卵巣の状態を詳細にかつ的確に見極め技術的な点から治療をしていけば、お薬を使わない、または最小限に抑えても自然妊娠の確率は高くなるのです。

さらに、男性側のアプローチも考えていかないといけません。タイミング法を行う時、精子の状態がいいのか悪いのかは非常に重要なポイントになります。たとえば、毎日性交渉をしていると精嚢液（精子のエネルギー源）が回復しないことで精子の運動能力は下がります。

逆に禁欲が過長になると運動能力の良い精子の割合が低くなります。そのようなことを考えずにその場限りで性交渉をしても妊娠率は上がりません。男性側のサポートも欠かしてはならないのです。

不妊治療は、それぞれの患者さん合った治療をしていかなければなりません。その点、日本の医学部では日本国の実情に合った生殖医学の講義は無く、ほとんどが海外からの論文を引用した欧米追従型の方法が今の不妊治療の基礎になっています。しかし、日本と欧米の不妊患者さん比べた時には、日本の不妊患者さんの方が5歳から10歳年齢が高いことから、果たして欧米方式の不妊治療が日本人にマッチするかは大きな疑問点が残ります。

それは、体外受精の低い成功率から見ても分かる通りです。お薬中心で視野の狭い治療が優先され、それが一番と考えているのは西洋医学のおごりでしかありません。もっと患者さんの体をよく見て本質に返る検査や触診を行っていかないと不妊の全体像は見えてこないのです。

それに比べて東洋医学で脈状や舌、お腹などからどこに不具合が出ているかを分析し施術することから、鍼灸施術は不妊に最適で、これからは、不妊治療に鍼灸を取り入れたアプローチで西洋&東洋のチーム医療を実践していく必要があります。

そのことから、医学部でも3年生か4年生のころに東洋医学や栄養学を専門的に学び、西洋医学の臓器ごとの治療と異なる理論や感性を身につけさせ、日本式の不妊治療法を構築するべきです。

食生活においては、簡単に出来る食事や不足分をサプリメントで補うなど西洋流が日本でも根付いた結果、栄養バランスが悪くなったことも不妊患者さんの増加につながっていると考えられ栄養指導は近々の課題といえます。

これまでNACのコンセプトや治療方針の一部を書き記しましたが、現在でもNACではお薬を最小限にして、治療効果を最大に発揮し一人でも多くの不妊患者さんの夢をかなえるよう日々研究を重ねています。

また、寺元先生には何度かお会いしてお話をいただいていますが、医師は職人たれをモットーにされた熱血ドクターです。みなさんの中で不妊治療を受けているがどうもスッキリしない、治療の先が見えないという方は、NACの寺元理論に基づく治療を試されることで妊活の不安が払拭されることと思います。

Natural ART CLinic 日本橋
YouTube 公式チャンネル
https://www.naturalart.or.jp/

（8）ＮＡＣと私の治療院で併診された患者さんからＮＡＣの感想

＜ご懐妊された30代患者さんの感想＞

ＮＡＣさんに最初に赴いた時、あまりに大きく、綺麗なクリニックで驚きました。ＮＡＣは、予約制でないので待ち時間が長いことが辛く寺元先生が多忙であまりお話を聞くことができませんでしたが、寺元先生にお聞きできないこともプロフェッショナルな培養士さんや看護師からよく説明していただき安心でした。初診から寺元先生に診ていただき採卵から胚移植で見事に着床し出産することが出来ました。今は二人目で再度お世話になっています。総合的に素晴らしいクリニックだと思います。

＜ご懐妊された40代患者さんの感想＞

〈妻〉

治療方針が明確なので患者は通院と投薬のスケジュールだけに気を配りさえすればよ

い。寺元先生の知識と腕は間違いないことが通っているとわかってくるので信じられる。

高刺激の治療と比べて、自分の身体のことを真剣に考えられるようになるので、患者も不妊治療への正しい知識を持てて薬の力に頼っているだけでは妊娠は難しいことがよくわかる（とくに自分のような低ＡＭＨの場合）。

通院中に決断しきれずにいたのは、治療中にも自分達でタイミングをとりたいが、それは禁じられているため可能性を一つ遮断されたような感覚をずっと感じていた。疾患のために性交渉が難しい場合は、体外受精を繰り返すＮＡＣの方針が最適だと思うが原因不明で自然妊娠の経験もある場合は、並行できる治療の余地を相談できると、可能性が広がると思う。


〈夫〉

知識と経験豊富で信頼できる。ただ、待ったなし。

正月も開いている、儲け重視ではない姿勢から人格者であることに間違いない。

＜ご懐妊された30代患者さんの感想＞

ＮＡＣは、自然周期なので外来日の調整は難しいですが、薬をあまり使わないので体への負荷は少なそうという印象です。

寺元先生は職人気質という感じで、言葉や説明は極端に少ない感じがしますが、３６５日毎日あの人数を診察・採卵・移植までほとんど1人で診てらっしゃるのはほんとにすごいなぁと思います。

わからない事があった時は、沢山いらっしゃる看護師さん、採卵・移植の時だと培養士さんにも質問できるので、詳しく教えてもらっています。

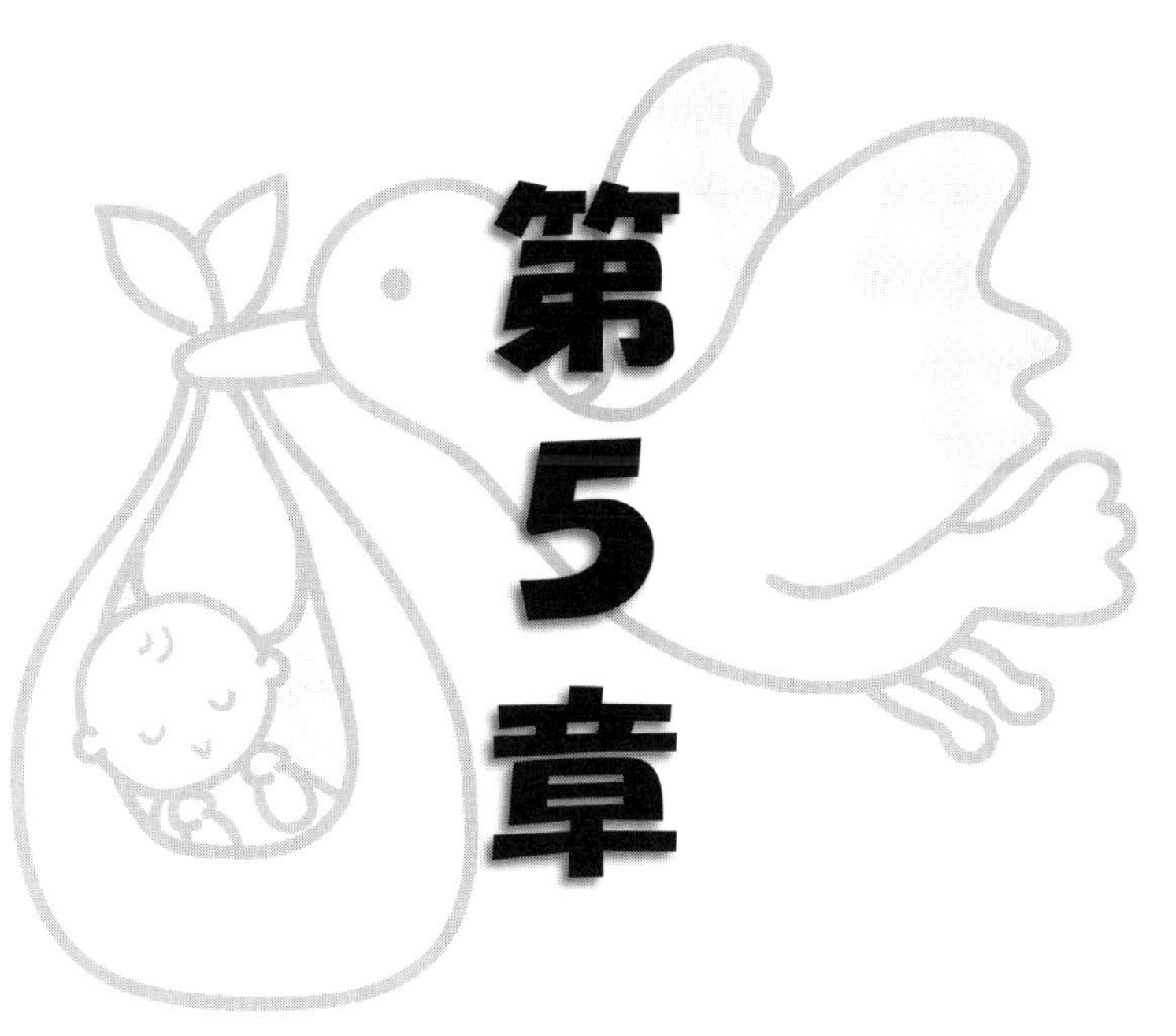

第5章

不妊患者さんからのQ&Aベスト3

（私の治療院の患者さんで最も多い質問から）

Q1

グレードのいい受精卵を数回胚移植しましたが着床しません。

（30台後半から40代前半の患者さん）

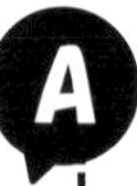

5AAや4AAなどの良好胚は、胚の膨らみや成長速度を基準として培養士が顕微鏡下の目視でグレードを決めています。しかし、目視では胚に潜

んでいる染色体異常は分かりません。子宮内環境やホルモン値、子宮内膜の状態が良くても染色体異常のある胚ですと移植しても着床しないか、着床しても流産の原因になります。確かにグレードのいい胚の方が、胚移植時の安心感や着床の期待は持てますが、見た目がどんなにいいグレードの胚でも年齢が上がるほど染色体異常のリスクは高くなりますので一喜一憂しないことです。採卵していくうちに良好な卵子にあたり妊娠に至る例は数多にありますので根気良く胚移植にチャレンジされることです。

（お悩みの中で最も多いご相談です）

卵胞チェックでタイミング法を試していますが妊娠しません。

（20代後半から30代の患者さん）

A

卵胞チェックは、クリニックで排卵前の卵胞の大きさを計測してから排卵予測日付近に性交渉もつ方法です。しかし、卵胞チェックでタイミングをとっても妊娠しない方は少なくありません。

人は他の動物と違い妊娠しにくいと言われています。1回の性交渉で精子と卵子が出会う時間はわずか6時間~8時間程で、若い年齢のカップルでも20％から30％の成功率でしかありません。そこで考えなければならないことは、カップル双方に本当に何も原因が無いのかになります。とくに、フナーテストは重要で、詳細なフナーテストが良好であれば自然妊娠する確率は高くなります。また、男性の禁欲期間が長いと貯留された精子は劣化していきますので、適度な性交渉がないと精子の質の問題からも受精がスムーズに行われるか分かりません。比較的若い年齢であれば、排卵時のタイミング法は排卵前の1回でなく、排卵日近くに回数を増やすことや排卵日に関係なく性交渉を行ない、元気な精子を作ってのタイミング法の方が妊娠率は上がります。

Q3

採卵しても思うように卵が採れません。（30台後半から40代前半の患者さん）

A

お薬で卵巣刺激を行って採卵をしても思うように卵子が取れない患者さんはたくさんいらっしゃいます。強い卵巣刺激をしてもＡＭＨが低ければ採卵数が極端に増えるとは限らず、かえって卵巣の負担が増してしまいます。クリニックでは、この患者さんには、これくらいのお薬で刺激すれば幾つくらい採卵ができるだろうと予測をたてますが、実際は理想の採卵数に至らないことは日常茶飯事起こります。採卵数が少ないとお薬の量や採卵方法を組み合わせて卵子の数をコントロールしていきますが、排卵前に卵子の成熟を促すために使うｈＣＧや点鼻薬などのトリガー作用薬の使い方で卵子の成熟度が変わってくると言われています。

また、採卵しても卵胞の壁に卵子が付着して回収できない空胞がありますが、空胞は老化によって体の代謝作用が悪くなり、卵子をリサイクルする力の低下や前の周期の卵子が卵巣内にとどまっている遺残卵胞、排卵を誘発させる黄体形成ホルモンの分泌不足などが原因と言われていますが、本当の原因は分かっていません。

誰でもたくさんの卵をキープしたい気持ちはありますが、少ない数でも採卵を続けていくうちに質の良い卵子が出てきますのであきらめないことです。

祝

おめでとう症例①

40代半ばでの初期胚移植でご懐妊

お仕事　自営業　初診令和4年10月
医療機関　総合病院
主訴　2年前から妊活を始めたが、子宮筋腫があり総合病院で手術後に体外受精で妊娠を希望。病院の検査でほかに妊娠に関わる大きな異常はなし。
当院で10月施術開始。（子宮筋腫は手術済み）

10月中旬　病院で採卵し7個採れたが受精せず。子宮内に血腫あり投薬を受ける。

10月　通常鍼灸施術は2回行う。

11月中旬　次周期採卵のため排卵誘発剤注射開始から数日後排卵抑制注射も開始。黄体ホルモン補充開始する。

11月　通常鍼灸施術は5回行う。

11月後半　採卵から培養で初期胚と比較的グレードのいい胚盤胞ができ最初に初期胚移植を行う。卵胞ホルモン、黄体ホルモン補充を行う。当院では移植鍼を行い翌日着床鍼を行う。

12月初旬　着床判定　HCGも高めの数値。卵胞ホルモン、黄体ホルモン補充持続。当院では、安定鍼を行う。

12月中旬　胎嚢確認されたが、微量な出血と腹部の張り感が出るがドクターからは特別な指示はなし。吐き気が出始める。当院では、安定鍼とつわり施術を追加する。

12月下旬　病院で心拍確認され8週を迎える。

翌年1月　微量な出血、吐き気と便秘、倦怠感があるためドクターから便秘薬を処方される。9週を迎える。
当院では、安定鍼とつわり施術、便秘改善指導を行う。

1月中旬　微量な出血はあるが吐き気は軽減する。
当院では、安定鍼とつわり施術を行う。

1月下旬　子宮内に小さな血腫が見つかり抗生物質を処方される。
吐き気は軽減しているが胸の張り感が強くなる。
当院では、安定鍼とつわり施術を行う。

2月中旬　血腫はほぼ消退し吐き気もかなり軽減し安定期を迎えた。

考察

この患者さんは、妊活中に子宮筋腫の手術をしていますが、子宮環境を万全にしてから胚移植を行うことで着床率は上昇することから、この手術が着床に向かい功を奏したと考えられます。また、40代にしては多めの採卵数はありましたが、受精しないことから鍼灸施術を開始し受精がスムーズな行程になり、そこからの初期胚移植でした。しかし、年齢的に初期胚移植の着床率は低いことから着床の有無が懸念されました。判定日のＨＣＧも標準より高めで着床は確認されましたが、子宮内の微量な出血が続き流産の懸念があり、ドクターから経過観察ということでした。当院では安定鍼の血止め効果を期待しながら、その間に胎嚢及び心拍確認もされ９週以降も安定し順調な経過がありました。

祝

おめでとう症例②

40代前半２年の妊活からご懐妊

お仕事　会社員　初診令和４年５月
医療機関　個人不妊クリニック→大手不妊クリニック

主訴　2年前からタイミング法で妊活を始め人工授精で妊娠するが流産。その後、体外受精4回試みるも着床せずその後、大手クリニックに転院し採卵したが受精しない。

当院で11月施術を開始する。

11月中旬　低刺激法で3個採卵する。

11月後半　1個の凍結胚を確認する。

11月　通常鍼灸施術3回行う。

12月　中容量ピル服用でリセットを行う。

12月　通常鍼灸施術4回行う。

翌年1月初旬　中容量ピル服用終了する。

1月中旬　卵胞ホルモン剤服用開始。FSH高めだが他のホルモン値は安定している。

1月　通常鍼灸施術は3回行う。

1月後半　凍結胚移植を行う。
当院では、移植鍼を行い翌日に着床鍼を行う。

1月後半　HCG低めだが陽性判定。
当院では、安定鍼を2回行う。

2月初旬　胎嚢確認され基礎体温も37度近くあり、ややつわり症状が現れる。

2月初旬　心拍確認される。

2月後半　つわり症状軽減しつつあり順調な経過にある。
当院では、安定鍼とつわり施術を4回行う。

考察

この患者さんは、人工授精で一度妊娠したものの流産に至り、その後は体外受精に何度かチャレンジしましたが、着床しないため低刺激を標榜している大手不妊クリニックに転院しました。そこで、過去の妊活経緯から鍼灸施術を加えていくことで妊娠体調を上げて、着床を万全にしようと考えになったと思います。低刺激クリニックなので、多くの採卵数は期待できませんでしたが、一つ質のいい受精卵ができて1回の胚移植で着床から心拍確認できたことや、短期の鍼灸施術での妊娠から見ますと鍼灸刺激で急激な妊娠体調の上昇が見込まれた結果と考えます。

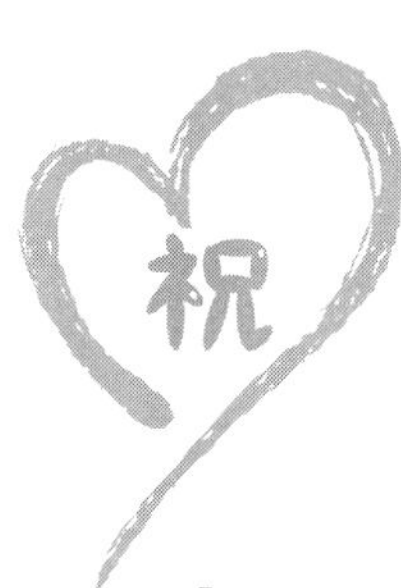

おめでとう症例③

40代前半4年の妊活から自然妊娠

お仕事　会社員　初診令和2年9月
医療機関　　産婦人科→個人不妊クリニック→大手不妊クリニック

主訴　４年前から産婦人科のタイミング指導で妊活を始め、妊娠するも２回流産。その後、個人不妊クリニックに転院し採卵から体外受精を繰り返し、１回着床したが流産。セカンドオピニオンして大手不妊クリニックに転院し、採卵と胚移植を繰り返し約１年半後に着床したが流産。

当院で９月施術開始。

クリニック、当院施術経過中略。

令和４年８月後半　凍結胚移植を行う。

当院では移植鍼を行い翌日に着床鍼を行う。

８月後半　着床判定はＨＣＧが低値。

９月初旬　着床持続が困難と判断されたがＨＣＧ残存で生理待ちとなる。

９月　通常鍼灸施術３回行う。

10月初旬　生理が始まったがＨＣＧ値が残存する。

10月　通常鍼灸施術５回行う。

11月　生理後、２周期採卵を休止しタイミング法を試みることにする。

11月　通常鍼灸施術は４回行う。

12月中旬　生理後、排卵に合わせて数回タイミング法を行う。

12月後半　高温期が持続し胃の不快感が現れる。

12月　通常鍼灸施術５回行う。

翌年１月初旬　妊娠判定薬で陽性反応あり、つわり症状も現れる。

１月中旬　クリニックで胎嚢確認され、ＨＣＧ１０００値超え、つわり症状と倦怠感が顕著になる。

１月後半　心拍確認後、胎芽も順調に成長する。

１月　当院では、安定鍼、つわり施術４回行う。

2月初旬　基礎体温37度ほどが持続する。
2月中旬　9週を迎え安定した経過をたどる。
3月中旬　13週を超え安定期に入り順調な経過をたどる。

考察

この患者さんは、約4年間の不妊治療を乗り越えご懐妊されました。
40歳で着床しますが流産し、体外受精で着床後も流産を繰り返した経緯があり、最終的にはタイミング法での妊娠しました。この患者さんの妊娠を再考してみますと、不妊治療期間中も適度なタイミング法と鍼灸施術を欠かさないことで、種の保存システムが活かされていたところに、鍼灸施術で常に体調が上がっていたことが自然妊娠につながったことと思います。また、4年間の妊活中どんなに苦しい時でも「私は必ず授かります、あきらめません」と語っていました。年に数人このような形で妊娠される患者さんがいますが、患者さんの特徴としてタイミング法を軽視せず、妊娠体調を常に上げることをしているという共通したパターンが見られます。一言、天晴です。

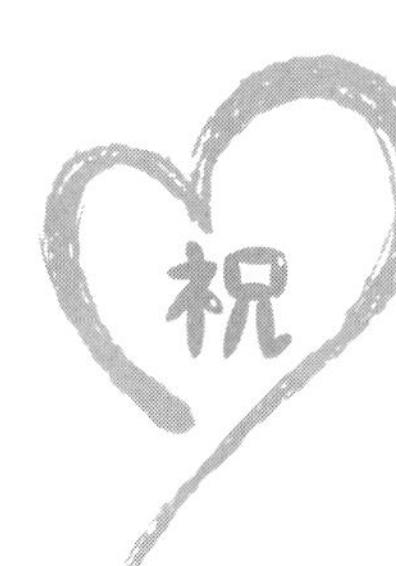

おめでとう症例④

30代後半での自然妊娠

お仕事　会社役員　初診令和４年11月
医療機関　個人不妊クリニック
主訴　１年前からタイミング法で妊活を始めたが妊娠に至らず、顕微授精で着床したが流産。クリニックの検査で黄体機能がやや弱いと指摘される。

当院で11月施術開始する。

11月初旬　３周期後に採卵から胚移植のスケジュールだが、その間にタイミング法も活用したいとの希望があり夫同伴で再度カウンセリングを行う。

11月　通常鍼灸施術は５回行う。

12月初旬　生理が始まりクリニックで検査を受ける。

12月中旬　クリニックで卵胞チェックとタイミング指導を受ける。

12月後半　高温期が持続する。

12月　通常鍼灸施術３回行う。

翌年１月初旬　生理が始まらず高温期が持続していたので妊娠判定薬を試すも陽性反応あり、クリニックの確定診断で陽性、胎嚢確認される。

１月中旬　心拍確認されつわり症状と動悸が現れる。

１月後半　８週を迎えつわり症状に加え腹部の張り感、頭痛が現れる。

1月　　　安定鍼、つわり施術5回行う。
2月以降数か月間、安定鍼を中心に各症状に合った施術を行う。

考察

この患者さんは、体外受精で着床しましたが、流産になり、数周期空けてから胚移植を行う予定でした。しかし、その間にタイミング法で妊活を行い妊娠されました。患者さんには、それぞれ妊娠体調の上昇に個人差がありますが、この患者さんは、いい受精卵ができたところに鍼灸施術で妊娠体調が急激に上がったことで迅速な着床が見られたと考えられます。少数ですが数回の施術で急激に妊娠体調が上昇し妊娠される患者さんもいらっしゃいます。

祝

おめでとう症例⑤

30代半ばチョコレート嚢胞手術後、体外受精で妊娠。

お仕事　公務員　初診令和3年6月
医療機関　総合病院
主訴　2年前から妊活を始めたがチョコレート嚢胞があり、数か月後に卵管水腫、子宮内膜ポリープも見つかり総合病院で経過観察後、手術予定とした。夫の重度の男性不妊もあり体外受精で妊娠を希望。

当院で6月施術開始する。

6月中旬　ホルモン補充で採卵し1個の凍結胚を保存する。夫の男性不妊検査を開始する。

6月　通常鍼灸施術3回行う。

7月　通常鍼灸施術4回行う。夫の検査結果を待つ。

8月後半　10月に胚移植を行う予定にしたが、夫の生殖機能不全が顕著で詳細検査のため泌尿器科に転院した結果要手術となる。本人にもチョコレート嚢胞、子宮内膜ポリープ、卵管水腫が見つかり胚移植を延期する。施術で生理前の腹痛が激減する。

8月　通常鍼灸施術4回行う。

9月初旬　夫の手術が決定する。

9月　通常鍼灸施術4回行う。

10月初旬　夫の手術が終了し精子が獲得されたので再度採卵を行い2個の凍結胚を保存する。

10月　通常鍼灸施術は3回行う。

11月中旬　再検査で卵管水腫とチョコレート嚢胞の癒着が顕著になり子宮内の手術をすることになる。

11月　通常鍼灸施術2回行う。

12月中旬　子宮内の手術を行う。

12月〜翌年3月　施術休止する。

4月　手術後、病院から服薬持続で妊活開始許可がおりる。

4月中旬　子宮内環境を整え活性化させる鍼灸施術を開始する。

4月〜6月　施術13回行う。

7月　ホルモン補充周期で胚移植を行う予定になる。

7月　通常鍼灸施術4回行う。

8月初旬　胚移植を行う。

当院では移植鍼を行い翌日着床鍼を行う。

8月後半　病院で陽性判定。

当院では安定鍼を行う。

9月中旬　胎嚢確認される。胃に不快感が現れる。

当院では、安定鍼、つわり施術２回行う。

9月後半　心拍確認される。つわり症状が強くなり気分が優れない。

当院では、安定鍼、つわり施術２回行う。

10月後半　つわり症状ややあるものの安定した経過をたどる。

当院では、安定鍼４回行う。

11月中旬　13週を超え順調な経過をたどる。

考察

この患者さんは、子宮内の病変が多種に及び、さらにご主人が強度の男性不妊で円滑な妊活ができない状態でした。しかし、子宮内の手術で胚移植が可能になり、ご主人の良好精子も獲得できたことで胚移植が行える準備ができました。また、胚移植前の数か月間施術を行ったことで、子宮環境が万全になり1回に胚移植で陽性となりました。夫婦で生殖器の病変や機能に問題があっても、それらをクリアし、さらに鍼灸施術で妊娠体調を上昇させたことで妊娠に至ったと考えます。

おわりに

私が不妊施術の駆け出しの頃から現在までを顧みると、生生流転で時代が変化しここ数年は、パンデミックや侵略戦争、景気の低迷など正直なところ社会情勢はいい方向には向かっていません。そんな中での不妊患者さんたちは、以前と比べて過酷な妊活を強いられているると思います。とくに高齢期で妊活を始めれば必然的に不妊治療を開始しなければならないことは目に見えています。

長距離走は、長い距離を走るため走行中の水分補給やペース配分の計算などゴールまでの長い時間を考えながら走行計画を立てていくことが短距離走と異なる点です。

不妊治療を走行で例えると長距離走になることが多く、妊娠から出産のゴールまでに紆余曲折があり治療に長期を要することが少なくありません。

長い人類の歴史の中で人は、早くて便利な生活を追求し、それを手に入れることが出来ました。

しかし、その利便性に人の体が追いつかなくなっていると私は考えています。不妊患者さん誰もが一日でも早い妊娠を望んでいますが、現代人の体質や生活から鑑みると一気に妊娠から出産という短距離走でゴールを駆け抜けることが難しくなっていることを認識しなければなりません。

今では妊娠に関して詳しく知りたければインターネットを検索するといくらでも知識を得ることはできますが、単発な知識があまりにも先行してしまい、実際の不妊治療を試みても思うような結果に至らず、意気消沈される患者さんはたくさんいらっしゃいます。

不妊の究極の原因は老化現象によるものです。人は20歳ころから老化が始まります。いったん老化した体を元に戻ことは出来ませんが、老化を進みにくくすることはできます。それには、落ち込んだ体調を常に引き上げることで鍼灸施術もその一旦に担っていると私は思っています。

本書は、私が患者さんと泣いて笑って培ってきた8年間が凝縮されており、高齢不妊で悩む方向けに書き記しました。内容も要点だけを簡潔にして難しいことやできないことは一つもありません。どうか本書を手にとっていただき明日からの妊活にお役立ていただければ幸いです。

また、ナチュラルアートクリニック日本橋、寺元章吉先生にいただいたお話で、不妊治療はなるべくお薬使わず女性に優しくという観点から、寺元先生独自の創意工夫された治療で数多の不妊患者さんを妊娠に導いてきたことにあらためて感銘を受けた次第です。

執筆にあたりご協力いただいたナチュラルアートクリニック日本橋理事長、寺元章吉先生、顧問ドクター野村クリニック、野村友清先生、推薦の言葉をいただいた山村祐静堂鍼灸院、山村祐二先生、一般社団日本に妊活マネジメント協会理事長、小林芳徳先生、アメージング出版、千葉慎也様スタッフの皆様に心より感謝いたします。

日本の実業家、発明家の松下幸之助さんの格言に、

「人は何度やりそこなっても、『もういっぺん』の勇気を失わなければ、かならずものになる。」

があります。どうか「我が子を胸に」夢に向かい邁進してください。

金子弘喜

【当院関連施設】

医療法人社団永遠幸　ナチュラルアートクリニック日本橋
東京都中央区日本橋2-7-1　東京日本橋タワー8階

野村クリニック
東京都世田谷区若林4-21-15　みなとビルヂング1F

山村祐静堂鍼灸院
神奈川県川崎市中原区小杉町3-441

青山鍼整道鍼灸院　一般社団法人日本妊活マネジメント協会
東京都港区南青山2-2-15　ウイン青山830

はりきゅうマッサージつむぎ
東京都練馬区豊玉北4-8-14　佐々木医院内
千葉こうのとり鍼灸院
千葉県中央区弁天2-1-9-34　カルモ弁天102
名駅きぼう鍼灸院
愛知県名古屋市西区菊井2-2-3アーバネス菊井6F

【本書籍を推薦する言葉】

山村祐静堂鍼灸院　院長　山村祐二

「卵子の老化」は妊活をされている方々に於かれましては、避けて通ることの出来ない宿命のようなものです。

女性が妊娠・出産する最適な年齢は18歳~25歳位と思われます。その後はゆるやかな下降線を辿ります。35歳で第1の大きなターニングポイントを迎えます。そして40歳で更に大きな第2のターニングポイントを迎えます。

現在日本では女性の価値感の多様化で晩婚化が進んでおります（昔は結婚して子供を生む事が女性の大事な価値感であるかのような時代も有りました）。

結婚の平均年齢が30歳を超えております。殆どの方が「結婚当初から2、3年は二人だけの生活を満喫して、その後「子供でもつくりましょう」とお考えになります。そうしますと妊娠力が下がる35歳の第1のターニングポイントが直ぐに訪れます。若しくは結婚の時点で既にターニングポイントを過ぎているかも知れません。

避妊をしなくなれば直ぐに妊娠に至る、とお考えの方が多く存在します。そこに落とし穴があります。人間は妊娠率の低い哺乳類なのです。

性欲は20代をピークに徐々に下降気味ですから、性交渉の数も段々減っていきます。卵子の老化＋性交渉の減少で自然妊娠が難しくなります。

妊娠する為には、自然妊娠でも体外受精でも、良い卵子が育つ事が重要です。

本書籍は宿命とも言える卵子の老化にスポットを当てて、分かりやすく解説して、尚且つ対策まで散りばめられている素晴らしい書籍です。何度も読み返して実行されると宜しいと思います。

金子先生の御紹介を簡単にしておきます。10年位前に私が妊娠に特化した鍼灸施術のセミナーを東京と大阪で開催致しました。１００名を超える鍼灸師の生徒さんの中で抜群の成績を上げているのが金子先生です。数多くの生徒さんの中でナンバーワンです。何度も何度も質問をして、疑問を解消しようとする姿勢は立派です。「患者様を何とか妊娠に導きたい」との思いが溢れています。研究熱心で色々な研究会等にも参加されています。山村式不妊鍼灸をベースに独自の考察を加えて、患者様の治療をされています。その成績は創始者である私をも凌ぐ勢いです。

最新の生殖医療の紹介と中国４千年の歴史を持つ鍼灸治療に加えて、金子先生の情熱がぐっと詰まった本書籍を推薦致します。

必ず皆様のお役に立つと確信しております。

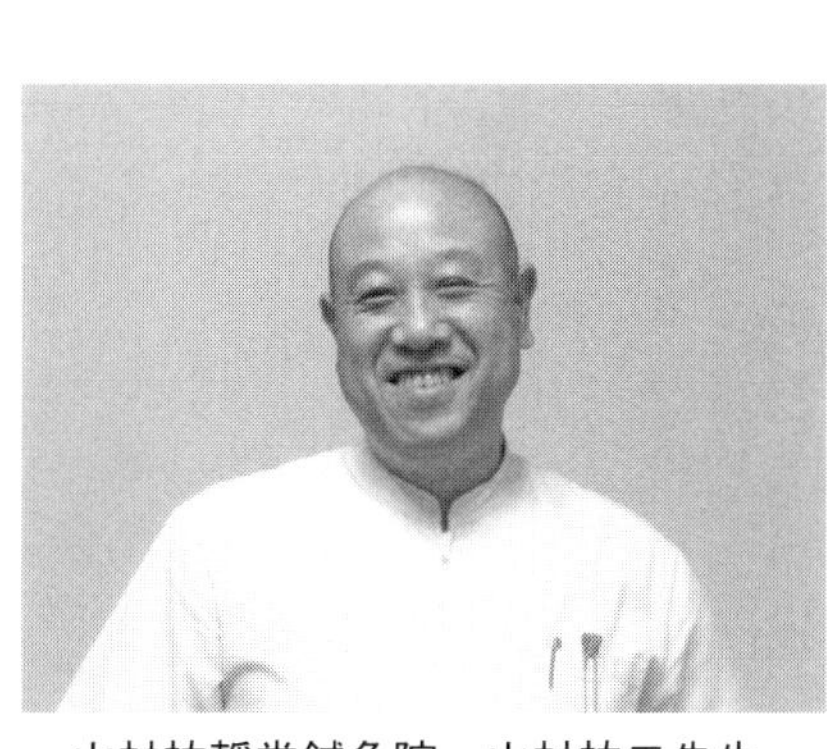

山村祐静堂鍼灸院　山村祐二先生

【著者プロフィール】

一成堂鍼灸院　院長　金子　弘喜（かねこ　ひろき）

１９６０年　横浜市出身。一成堂整骨鍼灸院院長、鍼灸師、柔道整復師。
１９８３年　国士舘大学卒業。１９８３年日体柔整専門学校卒業。
１９８７年　日本鍼灸理療専門学校（専科）卒業
１９８４年　前、医療法人 関東病院物療科勤務し前、千葉博史院長に師事する。
１９９９年　東京都世田谷区若林に一成堂整骨鍼灸院を開院。
２０１５年　山村祐静堂 鍼灸院院長、山村祐二先生に師事し山村式不妊鍼灸をマスター、不妊鍼灸の専門院としてデビュー。
２０２１年　ナチュラルアートクリニック日本橋と提携。

患者目線でわかりやすいカウンセリングと低刺激鍼施術、体質改善指導は定評がある。

現在まで７００名以上の挙児の実績を持つ。

また、産まれてきた子どもたちが日本、世界で活躍することをモットーに、子育てにも精力的な活動を送っている。

山村式不妊鍼灸プログラム認定会員
一般社団法人日本妊活推進マネジメント協会専任講師
NPO法人日本不妊カウンセリング学会会員
一般社団法人全国鍼灸マッサージ協会会員
NPO法人全国柔整鍼灸協同組合会員
有限会社一元企画　代表取締役
国士舘中学柔道部チームケア担当
講道館六段
一作目の『妊勝！～あきらめないで、チャンスは必ずやってくる～』
二作目『最速妊娠メソッド』もオススメ！

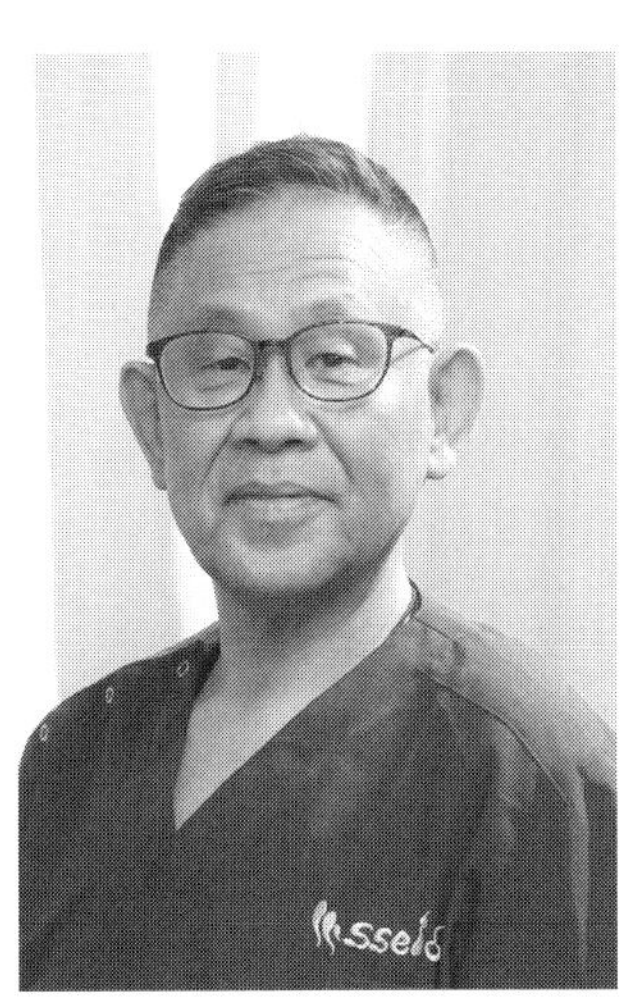

高齢妊活メソッド

2023 年 11 月 24 日　　　初版発行

著者　　　　　　金子弘喜
カバーデザイン　湘南 M オフィス　飯尾真理香
発行者　　　　　千葉慎也
発行所　　　　　合同会社 AmazingAdventure
（東京本社）東京都中央区日本橋 3-2-14
新槇町ビル別館第一 2 階
（発行所）三重県四日市市あかつき台 1-2-108
電話　050-3575-2199
E-mail info@amazing-adventure.net
発売元　　　　　星雲社（共同出版社・流通責任出版社）
〒112-0005 東京都文京区水道 1-3-30
電話　03-3868-3275
印刷・製本　　　シナノ書籍印刷

ISBN978-4-434-32993-7　　C0047